小伤小病的

家庭防治

XIAOSHANG XIAOBING DE JIATING FANGZHI

黄建民　编著

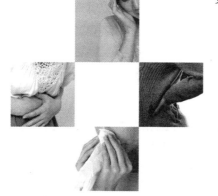

U0307364

时代出版传媒股份有限公司
安徽科学技术出版社

图书在版编目(CIP)数据

小伤小病的家庭防治 / 黄建民编著. --合肥:安徽科学技术出版社,2020.6(2021.12重印)

ISBN 978-7-5337-8257-3

Ⅰ.①小…　Ⅱ.①黄…　Ⅲ.①常见病-防治
Ⅳ.①R4

中国版本图书馆 CIP 数据核字(2020)第 098627 号

小伤小病的家庭防治　　　　　　　　　　　黄建民　编著

出版人:丁凌云　责任编辑:吴萍芝　杨　洋　责任校对:王　静
责任印制:梁东兵　装帧设计:冯　劲
出版发行:时代出版传媒股份有限公司　http://www.press-mart.com
　　　　　安徽科学技术出版社　　　　　http://www.ahstp.net
　　　　　(合肥市政务文化新区翡翠路 1118 号出版传媒广场,邮编:230071)
　　　　　电话:(0551)63533330
印　　制:合肥创新印务有限公司　　　电话:(0551)64321190
(如发现印装质量问题,影响阅读,请与印刷厂商联系调换)

开本:880×1230　1/32　　　印张:6.25　　　字数:173 千
版次:2021 年 12 月第 9 次印刷

ISBN 978-7-5337-8257-3　　　　　　　　　　定价:18.80 元

目　　录

一、为什么要编这本书

因为"下放"，我有机会当了 10 年的乡村医生。

真是无巧不成书，刚到农村的第一天，我就遇到半夜敲门：有一个村民被蜈蚣蜇了，特地前来急诊。我仔细察看后，觉得情况并不严重，就在他的伤口附近涂了点氨水。后来知道，他家门口有一棵桑树。其实，人若被蜈蚣蜇后，用新鲜桑叶捣汁、外敷就能治疗，但他并不知道。后来，我进一步发现：这里的农民相当缺乏医药卫生知识，遇到小伤小病往往不能正确处理。譬如，有的人割破了手就抓把泥土按在伤口上，或者掏一张废纸裹一裹就算了，有时因此出现伤口被感染；眼睛里迷了灰沙，有人喜欢不断地用手去揉，有时甚至把眼结膜都磨破了。我还听说，附近村庄里有个在田间劳动的女青年因中暑而晕倒了，可周围的人不知救治之法，用水泥板将她抬向城里，可水泥板早就被晒得滚烫，中暑病人遭受"下蒸上晒"，哪能受得住？当远途送到医院时，她已来不及被救治。这是多么沉痛的教训啊！

耳闻目睹这一切，职责促使我拿起笔来。于是，医余之暇，我在村里那小小的诊病兼住宿的房间里编写有关的科普知识，以大字报的形式抄录、张贴或书写在黑板上，宣传。天长日久，我积累了不少有用的资料。在今天看来，这许多知识仍有继续向广大农村朋友介绍的必要。于是，在热心同志的鼓励和帮助下，我参考了大量的书刊，编写了这本小册子，向大家介绍 300 多个小伤小病的防治办法和急救、护理知识。尽管这本小册子可能还存在某些不足之处，但我相信，它一定会给大家提供方便，带来益处。

这是因为——

人总是会有病痛的

俗话说："谁吃五谷不生病?"这说明,人总会有病痛的。尽管在目前,由于医疗保健事业的不断发展,医药卫生知识的逐渐普及,发生病痛的机会已经大大减少。尽管我们主观上竭力使自己身强体壮,以便更好地参加生产劳动,建设祖国。可事实上,完全避免各种病痛是不可能的,谁能够从婴儿到老年没有一点病痛呢?譬如,意想不到的事故常会给人带来麻烦:踩上一块石头可能扭伤你的脚,碰翻一杯开水也许烫了你的手,切菜时的一个不小心可能会弄得你皮破血流,吃东西不注意卫生或睡觉受了凉能使你腹痛腹泻……在农村,由于生活环境和劳动条件的关系,发生小伤小病的机会或许会更多。我们应当承认这一点。承认它是为了重视它,而要重视它,要想认真对付日常生活中可能遇到的小伤小病,那就应当努力掌握一些治疗小伤小病的方法。

人们或许会说——

有了病痛,不是可以找医生吗

有人说:现在农村的医疗卫生条件比往昔提高了,医务人员数量也增多了,许多大伤大病都能治。如果有了小伤小病不是更可以去找医生吗?诚然,如今我国农村医疗机构事业已有较大的发展和完善,农村医生队伍也日益壮大,但是我国地域广大、人口众多,要使人人都能及时地得到医治,一时还很难办到,更不用说居住在偏远山村的农户了。天阴下雨、冰天雪地或者深更半夜,若想及时去医院治疗对他们来说,就更困难了。因此,如果自己能够掌握一些对付小伤小病的办法,那就是与己方便、与全家方便的事。说不定有时还能对亲友、邻居有个帮助呢!特别是小伤小病若能及时得到处理,就不至于拖成大病了。假如能用书中的医药卫生知识,去揭露"巫婆、神汉"的谎言、去破除封建迷信的羁绊、去提高人们的科学水平,那意义自然就更非同一般了。总而言之,无论从哪个方面来看,自己懂一点对付小伤小病的知识，都是有百利而无一害的。

那么——

照书本治病，会不会出问题呢

也许有人担心：人是活的，方法是死的。照书本治病，会不会出问题呢？我想是不会的。这是因为：

第一，这里记载的方法都是前人和今人实践经验的总结，其中不少方法，我和同志们在医疗中已证明是行之有效的。就拿治疗扁平疣的白鲜皮、明矾洗剂来说吧，好几个在医院久治不愈的病人，洗几次就全被治好了。有个从外地来探亲的妇女，她的一个几个月大的孩子每天都要拉稀多次，瘦得真是皮包骨头，曾先后在几个医院治过，据说仅氯霉素就打了十几针，然而无效。我看那孩子不发热，其他情况尚好，是一般的婴儿腹泻，就试用胡萝卜汤给其治疗，两三天后那孩子果然就止泻了，很快就长胖了、有精神了。孩子的妈妈欣喜异常。可见，看似平常的方法只要对症，就能管用。

第二，这里记载的方法，都尽量避免使用对人体有明显不良反应的药物（书中提及的多是药性比较平和、农家易得的中草药）；这里介绍的许多治疗手段如冷敷、热敷、按摩、刮痧、艾灸、拔火罐等，亦是民间久已习用的治疗手段。所以，一般是不会发生不良作用的，大家可以参考书上介绍的方法。如有可能，事先请教一下周围有经验的人，自然更好。

第三，应该肯定，遇到小伤小病，能按书上所说的方法救治比听任不管要好，也比胡乱处理要好。更何况这里记载的救治方法，毕竟是人们曾经实践过的方法，相对来说，其可靠程度更高一些，所以，不用太担心。

当然，这里讲的只是一些对付常见小伤小病的方法，假如遇到较大的伤病，还是要及时去医院就诊的。即使小伤小病，如果久治不愈，或者反复发作，或者医院就在附近，那仍然以请医生诊治为上策。千万不要认为：家有一本书，百病不用愁。

二、常见小伤小病的治疗

· 内科疾病

伤风感冒怎么办

伤风感冒是我们最容易发生的疾病,抵抗力差的人可反复患病。在一般情况下,伤风感冒往往过几天就能自行痊愈,并不会引起严重的后果。可它又是"百病之源",若不加重视,有时能"节外生枝"地招致别的病变,所以仍应重视它。对年老体弱者和幼小的孩子,更要注意加强护理。

伤风感冒以后,要适当休息,要多喝热水,吃些稀饭、面条等易消化的食物;要注意口腔卫生,经常漱口;还要注意保暖,防止继续受凉。

治疗伤风感冒的方法很多,如:

1. 大蒜、葱白、生姜各少许,煎汤温服,使之出汗,每日2～3次。

2. 带须葱白10克,生姜2片,加红糖,水煎后趁热服用,每日2～3次。

3. 带须葱白4～5段,生姜4～5片,糯米25克,加水两碗煮粥,再加醋少许,服后使人汗出,每日2次。

4. 鸡蛋1个,冰糖30克,将两物调匀,睡前用沸水冲服、饮用,再盖被保暖至人微微汗出。

5. 喝一碗加有洋葱、生姜的热鸡汤,每日2～3次。

6. 发热头痛的,可按方服用感冒冲剂、银翘解毒片、桑菊丸或午时茶等中成药;也可服用西药APC药片或其他解热止痛片。成人每人每次1片,一日3～4次,小儿要减量。

7.用热水袋在背部热敷至出汗；用热水泡脚（水至两脚踝以上）至身热，微出汗为止。

8.可在背部拔火罐，每日 1 次。

9.用消炎止痛膏贴在背部第三胸椎棘突上。

对于仅有伤风鼻塞症状的：

1.用棉签蘸醋擦拭两侧鼻孔，每日 2～3 次。

2.按摩鼻部，或在鼻部热敷，或将葱白捣烂，用开水冲后，趁水温热熏口、鼻。

预防感冒，除应注意增强体质外，还可采取下列措施：

1.每天在上床或起床前，用手指在"人中"穴（鼻与唇之间、鼻唇沟的上 1/3 与中 1/3 交界处）和"风府"穴（颈后正中，头发际上 1 寸处）各摩擦 20～30 次。

2.常吃些骨头汤、香菇。

3.鲜姜 20～30 克，去皮、切碎，放入一大瓶可口可乐中，用锅煮沸后趁热饮下，可防治流感。

4.感冒流行时，可将葱白或大蒜切成片，夹在纱布口罩中，戴上口罩有预防感冒的作用。

5.将白醋烧开，熏蒸房间，闻醋酸气。

注意：伤风感冒病程一般为 2～7 天，经久不愈者应去医院做进一步的检查，以免贻误病情。

咳嗽怎么办

很多呼吸道疾病都可引起咳嗽，伤风咳嗽就是因伤风而引起了咳嗽。

咳嗽有时是有益的，它可将气管深处的炎性分泌物咳出体外。因此，我们不要一遇咳嗽就使用镇咳药而妨碍痰液的排出。某些止咳药有成瘾性，那就更要防止乱服、常服了。

应对咳嗽，怎么办？

找寻原因。若是长期咳嗽，可能是慢性支气管炎；发生于夜间的单声咳且伴低热、盗汗的，常见于肺结核；咳嗽伴高热、胸痛、气急的，可能是肺炎；干咳而胸痛明显的，可能是胸膜炎；咳嗽而声音嘶哑的，可能是喉炎、喉结核、喉癌等；咳嗽伴体重减轻的，要警惕肺结核、肺癌。孩子咳嗽时，伴有像狗叫那样的"空""空"声的，可能是较厉害的喉炎；咳嗽一声接一声，病人不能吸气，憋得出汗，随后喉咙里发出一种像鸡叫的声音，就可能是百日咳。遇到这些咳嗽，应及时去医院治疗。

饮食上要少吃醋、蒜、辣椒等物。

下面的方法，只对一般的伤风咳嗽和慢性咳嗽有益：

1. 枇杷核 9～15 克，捣烂，加生姜 3 片，水煎服，早晚各 1 次。

2. 生梨 1 斤，去皮、核，切成片，与蜂蜜 60 克，和在一起，隔水蒸熟，每天早晚服食少许，至愈为止。

3. 胖大海 10 克，加水适量，煮沸 3 分钟，当茶饮。

4. 贝母 15 克，蜂蜜 50 克，梨 1 个，水煎服，每日 1～2 次。

5. 陈皮 10 克，冰糖 30 克，隔水炖 1 小时，日服1～2 次。

6. 适量生姜，切片，以少量食油炸黄姜片，将炸姜片加半碗水煮 10 分钟，加糖一次喝完，之后再多喝点温白开水。

7. 香蕉 1～2 个，冰糖炖服，每日 1～2 次。

8. 洗净上背部，于脊柱两侧各贴 1 张麝香虎骨膏，每隔 24 小时更换一贴。孕妇禁用。亦可将少许胡椒粉，加清凉油调和后，涂于膏药中部再敷贴。单用清凉油涂在背上，也有缓解咳嗽的功效。

9. 花生米 50 克，打碎，加冰糖炖熟，每日 1～2 次。

10. 柿饼 3 个，冰糖 15 克，水少许，将其置于碗内，隔水蒸至柿饼变软后服用，每日 1 次。

11. 用白酒按摩胸部至皮肤微热，早晚各 1 次。

12. 有读者投稿称：吃油煎鸡蛋（荷包蛋）可治咳嗽。另有读者撰文介绍："醋煎鸡蛋治疗各种咳嗽有奇效"。具体做法是：鸡蛋 1 个，打在碗里搅匀，半勺米醋入锅，以文火烧开，将鸡蛋放入煎炒，加适量白糖，待凉后即吃，早晚各 1 次。

13. 英国科学家声称:吃巧克力可止咳。据说巧克力中含有一种可可碱,其止咳作用较目前的镇咳药强。此法仅供参考。

14. 百日咳病儿可试用单方:用鸡苦胆汁蒸后加白糖,1～2 岁小孩,每次半个苦胆;3～5 岁,每次 1 个苦胆;6～7 岁,每次 2 个苦胆。每日 2 次,连服 2 周以上(如无鸡胆,可用猪胆代替。1 个猪胆相当于 5～6 个鸡胆)。

15. 纳西族民间方法是:新鲜鸡蛋 1 个,蛋上打一个小孔,将贝母粉 3 克装进蛋内,放在锅里蒸熟后服用。每日 1 次,连服 14 日。

婴儿接种百白破疫苗可提高免疫力,预防百日咳。

呃逆怎么办

呃逆,就是平常所说的"打嗝",西医称之为"膈肌痉挛"。它是因为胸腹之间膈肌发生痉挛而引起的。饮食过饱、进食过快或偶然地吸入一口冷气或饮一口凉水均可诱发症状。若是脑部有病,不断地打嗝,那可能是危险的信号,要警惕。

一般呃逆,喝点热茶(或热水)便可消除,也可试用下列方法:

1. 先深吸气,使胸腔充分扩张,然后屏住呼吸,时间越长越好,通常在 10 秒左右;接着放松,恢复正常呼吸。可反复做几次。

2. 用小纸卷插入鼻腔,捻转刺激而引起打喷嚏,可使呃逆停止。

3. 用干净手指刺激喉咙,使产生恶心感,可止呃逆。

4. 屏住呼吸 30 秒以上,或用手指塞住耳朵片刻。注意:不要将手指塞入耳内太深,动作要轻柔一点。

5. 1 小杯醋,稍加凉开水,一口气喝下。

6. 喝几口温热水,然后做 90°弯腰状,连续弯腰几次。

7. 在身旁点燃艾条,闻其味。

8. 取鲜生姜 1 块,洗净,切成薄片,放在口内慢慢咀嚼,边嚼边咽姜汁,通常嚼几片鲜生姜即有效;喝生姜糖水亦有效。

9. 用消毒棉签在口腔上方软腭与硬腭交界处摩擦,可止呃逆。

10. 有人曾用抬头望天法治好了连续不止的呃逆。

11. 吞下 1 匙砂糖,可连吞几次;也可在舌下放 1 勺糖,不吞下,几秒后吐出。

12. 美国人将去皮柠檬浸泡于啤酒中,呃逆者只要吃上 1～2 片酒浸柠檬就能止嗝,有效率超过 80%。

13. 德国医生建议,制止呃逆的最好办法是:一口气喝下一大杯冰冷的水或用力按压双肩。

14. 连吃 6～7 颗草莓可止嗝,不妨试试。

15. 有些妈妈的经验:宝宝打嗝时,可在宝宝嘴边或耳后轻轻地挠痒痒,帮助宝宝放松身体,可止打嗝。有的妈妈以手指弹宝宝的小脚丫,力度稍重些,也有效。

注意:有些严重或持续多天的呃逆,可能与膈肌及其周围的病变(膈下脓肿、食管癌、纵隔肿瘤等)有关;全身性中毒病人(如毒血症、尿毒症、酒精中毒等)也会有呃逆的症状。所有这些,都必须及时请医生处理。

夜晚失眠怎么办

失眠是人类长久以来就有的苦恼,"与失眠做斗争"已成为医学家长期研究而又未能有效解决的问题。

我国古人认为,应当"先宁心,后睡眠"。意思是:心宁静了,自然就能睡得着了。还有所谓的"操纵"两法:"操"的意思是单纯地默数鼻息,"纵"就是任凭自己漫无边际地去思想。

许多人喜欢服用安眠药。但由于安眠药有种种不良的作用,于是有人主张:晚上 9 时入睡但出现失眠的,不妨改为 12 时入睡,这样慢慢去调整人体的生物钟。

人的体质不一,遭遇不一,思想不一,失眠的原因当然也不完全一样。所以,自古至今虽有千百种安眠方法的介绍,但仍然未能解决失眠之苦。

下面的简易疗法可选用之。

1. 睡前在床边静心踱步 15 分钟左右。

2. 瑞典科学家建议:睡前可在耳内塞入棉花球,以绝外部干扰。

3. 英国科学家建议:睡前喝杯温牛奶。

4. 俄罗斯学者建议:按下列顺序放松肌肉,即先是脚趾,然后是脚掌、膝盖、大腿;同时从手指、手掌、臂、肩开始,让整个身体放松。

5. 红枣 30~60 克,加白糖少许,煎汤,睡前服。

6. 睡前食核桃仁 3~5 粒。

7. 睡前食鲜桂圆 3~5 粒。

8. 在外耳道滴一两滴温热的芝麻油。

9. 莴笋(莴苣)的茎叶里含有一种乳白色的浆液,睡前服用 1 小匙这种浆液,可兑些凉开水喝下,有催眠作用。

10. 人参 9 克,枸杞 30 克,五味子 30 克,密封浸泡于 500 毫升的白酒中,半个月后开始饮用,每日睡前饮用 10~15 毫升。

11. 取 20 毫升葡萄糖和少许蜂蜜,用热水冲服,睡前饮用。

12. 早晚各用沸水冲服 1 个鹌鹑蛋,连服 1 周。

头痛怎么办

头痛是一种常见症状,伤风感冒时会有,失眠、焦虑时也会有。许多脑、五官、血管疾病同样也能引起头痛。有人指出,颈椎病导致的头痛发生概率较高。有些头痛可能是严重疾病的信号,故应予以足够的重视。所以,尽早去医院查明病因有利于治疗本病。

夜晚最好别洗头,如洗头一定要将头发擦干,这是预防慢性头痛的方法之一。此外,应避免精神紧张和过度疲劳,不过量喝酒、不过于饥饿、不过多地晒太阳等,也有利于预防头痛。有些食物如巧克力、奶酪、红酒、啤酒、冷饮及味精等可能会引起头痛,也要避免食用。

家庭应对头痛,可选用下列方法:

1. 以双手食指及拇指在颈后两侧头发根处按压;头缠毛巾也有一定的缓解作用。

2. 紧闭双眼,以双手手掌紧压太阳穴数十秒,同时配合做深呼吸。

3.将新鲜白萝卜去皮,切成酒杯口大小,敷贴在太阳穴处,并用胶带固定。每次贴 20 分钟或更久些,可防治头痛。

4.在太阳穴或前额等处冷敷。美国有杂志介绍:冰敷后颈可缓解偏头痛。

5.母鸡 1 只,洗净,去内脏,加 150 克蜂蜜蒸熟,连服 2 次,有良效。

6.天麻 15 克,鸡蛋 1 个,放入碗中搅匀、蒸熟,去天麻,加糖少许,每日服 1 次。

7.偏头痛时,可喝 1 碗生姜汤,或试服 1 杯淡盐水。大部分人头痛时都可先服 1 杯淡盐水,待症状缓解后,再就医。

8.酒后头痛的,可喝些蜂蜜水。

9.试试做一些平时喜欢的活动,如散步、骑自行车、听相声或读一些笑话等,以分散注意力。

面瘫怎么办

面瘫俗称"歪嘴风""口眼㖞斜",医学上称之为面神经炎或面神经麻痹,属神经系统的疾病。面瘫与面神经急性病毒感染或局部供血障碍等因素有关。任何年龄的人均可发生面瘫,但以男性为多见。病人在发病前常有突受风寒或有病侧耳后区被较长时间地吹凉风的经历,往往在某日清晨洗脸、漱口时,才发现口眼歪斜了。冬春季节为面瘫高发期。

面瘫的症状有:一侧口角歪斜,眼裂扩大,病变的一侧不能蹙眉、闭眼、露齿,无法吹口哨,不由自主地流眼泪与流口水,吃东西不方便,言语也不清楚。

据统计,多数面瘫病人经及时治疗,会在几周内逐渐恢复到基本正常,有的会留有或轻或重的后遗症。

预防:冬春季节应注意面、颈部的保暖,避免寒风劲吹。有不少病例是由于夏日电风扇整夜对着头部吹或夜间睡在水泥地上引起的。

病人除就医外,下述方法可酌情选用。

1. 得病后,要避免患部正面受风,并注意休息。前三天不要洗头,也不要用冷水洗脸。饮食上忌食生冷、煎炸及刺激性食物。

2. 由于病侧眼睛不能闭合,故外出及睡眠时宜戴眼罩,并用抗生素眼药膏涂眼,以保护眼角膜和预防结膜炎。

3. 病人每天可湿热敷患处数次,每次 15 分钟,热敷后再对着镜子按摩。按摩方法:四指并拢,两手从下巴处沿鼻两侧向上推拿至额部,再从额部向外推至太阳穴,然后沿面颊推至下巴,手法可多样。每次按摩 10 分钟,以促进功能的恢复。同时练习各种表情动作,如眨眼、睁眼、鼓气、吹口哨、张大口等,最好在医生的指导下操作。

4. 服用脑血栓片,每次 4 片,早、中、晚各服 1 次,连服 10 天左右。有报道称,效果不错。

5. 将新鲜鳝鱼血敷于患侧面部,保留 4 小时左右后洗去。每天涂敷 1 次,连用 10～15 天。此法供参考。其治疗原理是:鲜鳝血干燥后,能牵引面部肌群,可刺激神经,从而促使瘫痪的肌群恢复正常。古人早就用鳝血治疗面瘫了。《本草纲目》云:"疗口眼㖞斜,用鳝鱼血少许,左㖞涂右,右㖞涂左,正即洗去。"《世医得效方》云:"治口眼㖞斜,取大鳝鱼 1 条,以针刺头上血,左斜涂右,右斜涂左,以平正即洗去。"研究者曾观察 100 余例,发现"采用鳝鱼血局部涂敷后,绝大部分均获治愈,少数亦有好转"。此法方便,不妨一试。

6. 将适量干姜研末,再加蜂蜜调成糊状,敷于患处,然后用纱布固定,每日 1 次。

7. 据记载:面瘫刚发生的 3～7 天,可用硬毛刷敲击面部健侧,以控制面神经的水肿;而后敲击面瘫一侧的肌肉。每日 3 次,每次敲击 10 分钟左右,至皮肤发红为止,要坚持治疗 1 个月。此处,硬毛牙刷有类似于中医梅花针的治疗作用。

眩晕怎么办

眩晕的表现形式不完全相同。一种是所谓的"真性眩晕"，是指病人感觉自身或外界物体在旋转、摆动、倾斜、升降，常伴有恶心、呕吐、面色苍白、血压下降等症状。另一种是所谓的"假性眩晕"，即并无自身或外界物体旋转之类的感觉，只是有头昏眼花或轻度站立不稳等症状。假性眩晕常与高血压、脑动脉硬化、贫血、神经功能失调等因素有关。因突然起立等体位变化而产生瞬间眩晕，且不伴头痛、呕吐症状的，不要躺下，也不要闭眼，可找个地方坐下休息，松开衣领，喝点水，水中若能加点辣椒末，则效果更好。

通常，50岁以上的人眩晕以椎-基底动脉供血不足多见；青壮年以梅尼埃病多见；儿童以良性阵发性眩晕及癫痫多见。眩晕的病因很多，故及时就医，找出病因，才是解决问题的根本办法。

1.将天麻(中药)6克，洗净，用热水泡发至软，切成极薄片。天麻片与水入锅，加入切碎的鸡肉80克、冬菇30克、竹笋30克及调料，煮成饭(粥)吃，每日1餐。

2.鲢鱼(鳙鱼)头1个，米酒100毫升，葱数根，加水煮成汤，调味食用，常服。

3.猪脑1个，用冷开水洗去血污，水煎30分钟后，加入调料，日服1个，连吃7天。

4.丝瓜络1只(去外皮和子)，鸡蛋7个，加水同煮。蛋熟后剥壳，用刀在蛋上轻划几下再煮几分钟即成。饮汤食蛋，分次食完。

5.卤猪腰1个，海带15克，一起煮汤后食用，每日1个，连用3天。

6.白果10粒，枸杞子12克，加水，用文火炖煮20分钟左右，待白果熟后，每晚睡前服下，连用半年。

7.向日葵盘1个，冰糖适量，水煎服。

8.将葱头轻轻捣出汁，蘸少量蜂蜜，于眩晕发作时塞入鼻孔，有减轻眩晕的作用。

9. 用手指从两眉之间的印堂穴向上推至额发际边,30 次;再由印堂穴向左右推至太阳穴,30 次。眩晕时,也可试掐自己的合谷穴 2～3 分钟。

10. 俄罗斯医生曾发明一种"眩晕防治法"。具体内容:围绕"8"字形走路;曲曲折折地走路;顺方向围着桌子走;将椅子间隔摆好,做"S"形走;顺方向绕圆圈后再倒着走。这些锻炼动作可按自己的实际情况来掌握时间与次数。原则是循序渐进,注意安全。

癫痫怎么办

癫痫是一种发作性的精神失常的慢性疾病,以肢体抽搐为特点。民间俗称"羊癫风""羊角风"。

全世界有 5000 万左右的癫痫病人,他们得病的病因多种多样,疾病的表现也不尽相同。有的发作时间短暂,如在吃饭时突然瞪目、停止动筷,但或许几秒钟就恢复如常了。有的则会跌倒在地,口吐涎沫,四肢抽搐,不省人事,然而苏醒后又与常人无异。

病人应尽量避免从事驾驶、高空作业、近水作业及机械操作等工种。生活中要避免生气和过于劳累。少饮酒。

治癫痫的验方有:

1. 莲肉(勿去莲心)、百合、糯米各适量,煮粥。另以中药全蝎末 1.5 克,在鸡蛋上开一小孔,装入蝎末,隔水蒸熟,与粥同食。每 7 日 1 次,连服 3 次。

2. 羊脑 1 副,以开水烫过,去除表面筋膜;龙眼(桂圆)肉 25 克,一同炖熟后食用。隔日 1 次,连吃 3 次。

3. 炸蚕蛹 6～7 个,冰糖 100 克,水煎,连水带蛹一起吃下。隔日 1 次,连吃 3～4 次。

4. 将鸡蛋一端开小口,放入 3～5 克白矾,开口处用面糊封住,蛋开口朝上,防蒸熟,食之。每 7 日 1 次,最好连服半年,可治小儿癫痫。

5. 鲜鸡蛋 3 个,60 度以上白酒 60 毫升,大铁勺 1 把。将酒和鸡蛋放入铁勺内,点燃酒,边烧边用筷子翻动鸡蛋。待鸡蛋烧至七八成熟时,用筷子敲裂蛋壳,继续烧,直至火灭蛋熟。如鸡蛋未熟,可再加点酒烧一下。每晨趁热空腹食完,连吃 100 天不间断;如有效,停止 10 天后,再按上法吃 100 天。

人们应掌握一些对癫痫发作病人的现场急救方法:

1. 立即让病人平卧,头侧向一边;迅速解开病人的衣领和衣扣,松开裤带,取下假牙。

2. 尽量让病人的唾液和呕吐物流出口外,并予清除。

3. 禁止将正在发作的病人抱着坐起来,因为坐姿易使病人腰肌撕裂。

4. 病人抽搐时,不要用力按压其肢体,以免发生骨折或扭伤,可在其头部、四肢等处填放一些柔软物品(如毯子、衣服),以防皮肤被擦伤。

5. 为防病人咬破舌头,可视情况用手帕包上筷子塞入病人的上下牙齿之间。

6. 可按掐病人的人中以辅助止痉。抽搐停止后,应让病人休息。如发作超过 20 分钟仍未停止,应及时送往医院治疗。

老年痴呆怎么办

国际老年痴呆协会在 2010 年声称,预计在 2050 年前,全球将有 1.15 亿的老年痴呆病人;那时,中国的老年痴呆病人将达 2700 万人。

老年痴呆,起病徐缓,早期有轻度遗忘事情的症状,慢慢地容易对近期发生的事忘记;再以后,理解、计算等智力活动全面下降,书写越来越难,甚至写不出自己的名字,最后连自己的姓名、年龄和住址都忘了,逐渐发展到目不识人、目不识亲的程度。

如果平时注意观察,可在早期发现病人生活能力下降,例如烧菜时经常忘这忘那;穿衣不知正面反面;出门不知要买什么;原先的骑车、游泳技能丢失,也不会用筷子吃饭了。

对老年痴呆,目前尚缺乏有效的医治之法。但根据研究,"大脑训练法"有助于预防和减轻老年痴呆症状,其要点是:

1.多用脑。脑会越用越灵,平时经常读书看报;并多动脑,多参加一些活动如下棋打牌、旅行聚会、听听音乐等;同时保持好奇心。

2.勤动手。弹琴、绘画、书写、编织、洗衣、做饭、养花、种菜都可。每天做数十次握拳、伸开的动作,或抽空逐个地捏捏10个指头。

3.要运动。每天去空气清新的地方散步,每周步行不少于10千米,每天梳头、浴面、按摩颈部,次数可多些。可根据自身情况选择做操、打拳、骑车、游泳……

4.努力保持耳聪目明牙齿好,唇舌要常动,食物要多嚼,可经常吃一些坚果。

大脑需要营养。营养宜全面,要注意补充各类维生素,适量地多吃一些鸡、鱼、肉、蛋、水果、蔬菜等。

尽管目前国内外尚无防治老年痴呆的理想措施,但人们依旧在不断地探索。在这里,本书选录一些书报杂志中介绍的措施,供病人参考。如能达到减轻病人及家人痛苦的目的,那就是件好事。

1.研究认为,常吃发酵食品有益于预防老年痴呆。这类食物有酸奶、泡菜、食醋、腐乳、豆豉、臭豆腐、酒酿等。

2.法国有研究发现,每天喝3杯葡萄酒,能降低老年痴呆75%的发病率。美国学者认为,老年人每天饮1~2小杯葡萄酒可以预防痴呆。

3.美国研究人员发现,将鱼鳞熬成胶后食用,可增强记忆力、预防痴呆。我国学者认为,鱼子和鱼脑有预防痴呆的作用。

4.日本有人发现:多吃鸡蛋可抑制老年痴呆的进展。英国有报道称,多吃西红柿可预防痴呆。

5.美国医学家称,每天饮用1杯咖啡可有效预防痴呆。国外有报纸报道称,咖啡中含有抗痴呆作用的物质。

6.加拿大科学家发现,经常食用鲑鱼、鳟鱼、三文鱼、金枪鱼等富含油脂的鱼能预防痴呆。芬兰研究人员说,将金枪鱼烤熟或烘干后吃(而不是油炸)可以预防老年痴呆。

7. 美国科学家说,常吃带皮的鲜苹果(以红皮为佳)能延缓或预防老年痴呆的发生。香蕉和橙子有类似的功能,但比苹果差些。

8. 有媒体报道:中成药六味地黄丸有预防早期老年痴呆的作用。又:中药党参也有预防痴呆的作用。

9. 我国专家用猪脑的提取物治疗痴呆大鼠,很有效。另有治老年痴呆偏方:猪脑1个,山药15克,枸杞子10克,加水炖熟,服用。

10. 英国科学家公布的研究结果称:常饮绿茶可以保护大脑,预防痴呆。

老年痴呆病人的病情发展到一定程度,就需要加强照护了。要知道,由于病人认知能力有限,各种突发状况会层出不穷。因此,照护痴呆老人是一项非常艰苦、烦琐的工作,照护者必须有高度的爱心与耐心。照护时,通常需注意以下事项:

1. 要使用简短的词句、温和的语气与病人交流,也要认真听取病人的诉求:合理的要求要满足,不合理的要求应好好解释,防止病人发火。

2. 抽空与病人一起聊天、看老照片,帮助他回忆往事,帮助他掌握起码的生活能力。

3. 安排病人散步、看书、游戏、晒太阳;做做举臂、抬腿之类的运动。必要时,照护者应与病人一起活动。

4. 既要让病人按时进食富含营养、较稀软的食物,也要防止其暴饮暴食。

5. 鼓励病人自己起床、梳头、洗脸、如厕……防止其脑力衰退,延缓其生活技能的丧失。

6. 注意:随天气变化及时予病人增减衣服,防止其生病。

7. 不要让病人单独外出,以免其迷路和发生意外。为防止病人走失,要事先在病人外衣上缝好布条,并在口袋里放上纸条。在布条、纸条上写明病人姓名、住址、联系电话、联系人等。

8. 为了让病人有安静的生活环境,可让其单独居住,但要考虑安全性：如窗户宜加护栏，夜晚应有照明小夜灯，地板应防滑，刀、剪、药品等要藏好，卧室门锁最好卸掉，不要有门槛等。

9. 痴呆病人到后期常常分不清厨房与卫生间，所以夜晚不妨将厨房门关好。卫生间标志要明显，宜靠近病人卧室。如果病人有随地大小便的现象，照护者要掌握其大小便规律，督促其定时上厕所。

10. 尊重病人的人格，不要对其吼叫。

胃痛怎么办

最常出现胃痛的疾病有胃炎、胃溃疡和十二指肠溃疡。预防胃痛，平时宜保持乐观的心情，不要暴饮暴食，不吃过冷、过酸、过辣、过硬、过油的食物，烹调食物应以蒸、煮、烩、炖为主，有条件时亦可考虑少吃多餐。尽量做到不吸烟、不喝酒，还要注意保暖胃部，可用棉花或毛皮做成垫子，护住胃部。

一般的慢性胃痛，可用下列办法处理：

1. 向右侧身屈膝睡下，可使胃部放松，能减轻疼痛。捏捏小腿肚亦有缓解胃痛的作用。

2. 用热水袋或盐水瓶装上热水，敷在胃部。

3. 烤馒头、苏打饼干有制酸止痛的作用。

4. 云南白药 1 份，每次用白开水调服。

5. 全橘干 10 个，水煎，汤分 3 次服完，即每天早晨起床、午睡起床及晚上临睡前各服 1 次，连服 10 天。

6. 鸡蛋壳 1 个，洗净后，在铁锅内用文火炒黄，再研成细粉，每天分 2～3 次，用开水吞服。

7. 黄豆大的白矾 1 粒，用温蜜水冲服，每日 3 次。

8. 新鲜鸡蛋煮熟后，取出蛋黄，用干净的铁锅以文火翻炒，不可炒焦，至冒油呈咖啡粒子状即可，每次空腹食用 2 个蛋黄，日服 1 次。

9. 澳大利亚科学家认为，在"鸡尾酒"里掺入酸奶服用，再加上抗生素治疗，能很快根治好胃溃疡。

10. 胃痛发作时，可进食牛奶、豆浆等，最好与制酸剂同服，并将

1日3餐改为1日6餐。

11.冰片 1.5 克,胡椒(黑白均可)7 粒,两药共研为细末,用开水冲服,每隔 3～6 小时服用 1 次。

12.鲜土豆汁适量,鲜鸡蛋 1 个,将鸡蛋打入碗内,用沸水冲调,待温,加入土豆汁,搅匀后服用,早晚各 1 次,连服 1 个月。

13.蜂蜜 100 克,倒入碗中,隔水蒸熟,每日 3 次,于饭前食用,连服 15 天。

14.甘蓝(又名圆白菜、洋白菜)洗净后,榨汁,每次服半茶杯,每日 2 次,连服 7 天。

15.有人介绍,在猪肚里装 7 个鸡蛋,煮熟后分次饮汤食蛋。隔两三天后再按上法服用,连服 3 次治好了多年的胃病。

注意:突发性的胃痛或持续而逐渐加重的胃痛,提示可能有严重的病变,要及时请医生处理。

预防:现在发现,胃和十二指肠溃疡往往与感染幽门螺杆菌有关。故外出用餐时,最好使用公筷或实行分餐制,这样可大大减少溃疡病的发病率。

小腹疼痛怎么办

小腹疼痛就是一般所说的肚子痛,是很多疾病共有的症状。在没有找出原因、弄清情况以前,不可轻易地使用止痛药。通常估计与饮食不慎或受凉有关的腹痛,可试用下法:

1.喝点生姜红糖水,或食用醋泡过的大蒜头。

2.艾灸。以灸腹部为主,也可同时灸足三里和三阴交等穴位。

3.小麦麸皮 500 克左右,在干净锅中炒至极热,然后分别加入50 毫升左右的酒和醋炒一炒,再用布或毛巾包好,敷于腹部。

4.亦可将食盐或米糠等炒热,敷于小腹,可反复热敷。热敷时,要防止发生烫伤,热敷后也要注意保暖。

5.慢性虚寒性腹痛病人,可食用当归生姜羊肉汤:羊肉 500 克,当归、生姜各 150 克,葱少许,以文火炖烂后,调味服用。

6.严重或持久的腹痛,要及时请医生诊治。

腹泻怎么办

每日排便 3 次以上且粪质稀薄者,谓之为腹泻。中老年人慢性腹泻要与肠结核和肠癌相辨别。在血吸虫病流行的地区,还要考虑病人有无血吸虫病。一般的急性腹泻常与饮食失调或细菌感染有关。夏秋季节,在进食过量的生冷食品或受凉后也易发生腹泻。

得了腹泻怎么办?

1.发生严重的腹泻,尤其是严重的上吐下泻时,要立即去医院治疗。

2.一般的急性腹泻,除补充水分外,宜禁食 4～8 小时或更久。饮食上喝些米汤,勿食油腻,勿食含纤维过多的食物如芹菜、韭菜、菠萝等。也可让病人喝些淡温盐水或果汁。此类腹泻可自愈,一般别急着服用抗生素。

3.用温热的红糖水送服胡椒 4 粒,每日 3 次,服用 1～2 天。

4.馒头适量,烤焦,压成细末,加红糖,用开水冲服,每日 3 次,服用 1～2 天。期间避免喝牛奶,可吃些香蕉。

5.苹果 1 个,等重的土豆 1 个,分别切成片后,放在高压锅中蒸熟,搅成糊状食下,必要时再服 1 次。

6.艾灸下腹部及脐周。

7.大蒜头适量,煨熟,吃下。

8.核桃仁一把,加红糖适量,同炒成炭,水煎服。

9.将白胡椒粉或云南白药敷于肚脐上,盖上消毒纱布,再用伤湿止痛膏贴牢。

10.茶叶适量,在铁锅内炒焦,再沏成浓茶,待水温后服下。

11.将 1 个生鸡蛋在铁锅里打散,不加水,盖上锅盖,点火后听到锅中响声,干炒几下即可进食,早晚各食 1 次。

12.最好卧床休息;或用软纸擦拭肛门,在温水中坐浴几分钟,再在肛门处涂少量油剂(如芝麻油)。

贫血怎么办

贫血是一种常见病，与缺铁、出血、溶血、造血功能障碍有关。缺铁是最多见的一种贫血病因，在女性中，大约有 20％的人和 50％的孕妇会发生缺铁性贫血。婴幼儿和老年人患缺铁性贫血的比例也很高。

贫血的人会有面色苍白、肢体软弱、乏力、心慌、头晕等症状。根据贫血程度的不同，症状也会有所不同。严重的与持久的贫血都会对心血管系统、神经系统、消化系统、生殖系统及泌尿系统造成损害。

不同原因的贫血有不同的治疗方案，下面介绍一些缺铁性贫血的家庭防治措施：

1. 饮食上，注意均衡摄取瘦肉、肝脏、蛋黄等含铁的食物。维生素 C 可以帮助铁的吸收，也能帮助制造血红蛋白，所以维生素 C 的摄取也要充足。牛奶及一些可以中和胃酸的药物会阻碍铁的吸收，因此，这类食物应尽量不与含铁食物一起食用。

2. 红枣 12 枚，枸杞 30 克，血糯米 50 克，洗净后置于铁锅中，加适量水，先用旺火煮沸，再改用小火煨粥。粥熟时，加入红糖 30 克，调匀后服用，每日 1 剂。

3. 新鲜连根菠菜 250 克，洗净，切段；鲜猪肝 150 克，洗净，切片；待锅内水沸后，加入生姜丝和少量盐，再放入猪肝和菠菜，煮熟后食用，可经常食用。

4. 红枣（去核）100 克，连衣花生 100 克，黄豆 200 克，洗净后加水，先以旺火煮沸，加蜂蜜，再以文火熬至汤浓稠、豆熟即可。每日早晚各服 4～6 匙，加开水冲服。服完后可续制、续服。

5. 猪血 200 克，豆腐 100 克，韭菜 20 克，洗净后煮汤，佐餐用。

6. 桂圆肉 5 克，莲子 10 克，大米 80 克，煮粥服用，常服。

7. 黑木耳 20 克，面筋 30 克，胡萝卜 30 克，瘦肉 50 克，烩成菜，调味佐餐用，可隔几天食用 1 次。

8. 虾米 9 克，加水烧开，再加入紫菜 2 克及少许调料，佐餐用。

9. 鸡块 500 克,旺火烧开后加入水发海带 500 克及少许调料,用小火煮至肉烂,佐餐用。

10. 鸡蛋或鸭蛋 1 个,打入碗内,倒入清水半碗,放入枸杞子 30 克,搅匀,蒸熟后加糖或加盐食用。

低血压怎么办

一个人的收缩压如果低于 90 毫米汞柱,舒张压低于 60 毫米汞柱,并且经常出现头昏、无力等症状,那可能就是有低血压了。

低血压分为原发性、继发性和暂时性三种。其中,继发性低血压主要针对原有的疾病进行治疗。

在生活上,饮食要荤素搭配、富有营养,要多吃一些含优质蛋白质的食物,如大豆制品及各种杂豆。要经常进行力所能及的体育锻炼,如散步、做操、打太极拳等。锻炼宜循序渐进。睡眠时,枕头可高一些,起床或从座位上站起来时,动作要缓慢,不可突然变换体位。洗澡时,水温不可过热。

以下偏方对改善低血压的症状相当好,可选择试用:

1. 羊肉 250 克,生姜 15 克(切成片),用文火熬好后分成 3 份,加入调料,早、中、晚各服 1 份,吃肉喝汤。另外,用当归 50 克、大枣 50 克,煎成 250 毫升药液,一天分两次服完,连服 7～10 天。

2. 冬虫夏草 12 枚,鸭 1 只,将鸭洗净后,再将虫草置于鸭腹内,加佐料炖熟,食之。隔些日子可再服用。

3. 红枣 15 枚,栗子 150 克,鸡 1 只,炖熟食用,常食之。

4. 核桃仁 40 克,党参 30 克,生姜 5 片,水煎服,每日 1 次。

5. 莲子 30 克,红枣 10 枚,生姜 6 片,煎汁后加糖,早晚服用,每日 1 次。

6. 鲫鱼 2 条,糯米 50 克,煮粥服,每周 2 次,连服 2 个月。

7. 白参 50 克,浸于 500 毫升米酒内,密封半个月后饮用,每晚睡前饮 30～50 毫升。

8. 人参、莲子各 10 克,冰糖 30 克,隔水炖熟后饮用,常服。

9. 黄芪(中药)16 克,煮后去渣,加入红枣 10 枚、糯米 50 克共煮,每晚 1 次,连服 2 个月。

10. 按摩、活动足部对缓解低血压亦有益。每天抽空做 2～3 次,方法如下:揉搓脚底心,或用拳头敲击脚底,每足每次 5 分钟;揉搓左足大脚趾和第三脚趾各 5 分钟;用指尖刺激(按压)两脚的脚后跟,各 5 分钟;旋转脚踝,每脚各做 5 分钟。

高血压怎么办

我国从 1998 年起确定每年的 10 月 8 日为"全国高血压日",以此向社会各界显示控制高血压的决心。2005 年我国高血压病人为 1.6 亿人,到 2019 年病人数已超过 2.5 亿了。《中国慢性病报告》指出:高血压已经成为我国居民的"头号杀手"。

所以,我们应当重视防治高血压病。若病人有头晕、头痛、恶心、呕吐、视力模糊、四肢麻木等症状时,要及时去医院诊治。日常生活中,高血压病人可试试以下方法:

1. 放松心情,保持乐观、积极的心态,不必因自己血压高而紧张、焦虑。国外学者认为,静坐沉思 15 分钟有助于降压,每天可这样做 2 次。中国的气功、印度的瑜伽、日本的坐禅,因为要求练习者放松精神,因此也具有降压的作用。听听舒缓优美的音乐如《二泉映月》,对降压也有益。美国心理学家要求病人每天想象一下:血管舒张、肌肉松弛了,据说有 90% 的病人因此血压明显下降了。

2. 血压高的人也要锻炼,但应少量多次。研究发现,每天 4 次、每次 10 分钟的散步,比每天 1 次、每次 1 小时散步的降压效果更佳。隔 1 小时骑 10 分钟自行车、每天骑 4 次的降压效果要比单次骑 1 小时自行车的好。锻炼宜在白天或傍晚进行。

3. 高血压病人衣着应"两松":一是裤带要松,别系得太紧;二是鞋子要松,以宽松、舒适为宜,在家可穿拖鞋。

4. 饮食不必小心翼翼,怕这忌那,因为谁都需要全面的营养。记住"什么都吃,适可而止"就行。

5. 洋葱泡酒。方法是:将 2 个剥去外皮的洋葱切块,放入 500 毫升红葡萄酒内,置阴凉处密闭 5 天饮用。每次饮用 30 毫升,每天 1~2 次。

6. 鲜姜 500 克,洗净,切片;加冰糖 250 克、醋 500 毫升,浸泡, 7 天后食用。早晚各饮一匙糖醋,同时吃几片姜。

7. 干贝 50 克,熬汤(小火约熬 2 小时)服用,每周 3 次。

8. 柿饼 2 个,洗净,去蒂;黑木耳 10 克,泡发后洗净;一同煮烂后,调味食用。每天 1 次,连吃 20 天。

9. 早晚各饮 1 杯醋蜜饮(米醋 1 食匙、蜂蜜 30 克)有助于降低血压。日本医学博士认为,醋蜜饮还有消除疲劳、促进健康的作用。

10. 海参 50 克,泡发后,洗净;加水,与适量冰糖炖烂,早晨空腹服。

11. 醋泡花生米,7 天后服。每晚睡前干嚼 10~15 粒。

12. 芹菜 500 克,水煎取汁,加糖及红茶水,以此代茶饮,每日 1 次。

13. 每天服 500 毫克维生素 C。

14. 印度研究人员让高血压病人日常饮食使用芝麻油烹饪,每天 35 克,连用 60 天,发现食用者降压明显。300 多位参试人员中,收缩压平均从 160 mmHg 降至 134 mmHg,舒张压从 101 mmHg 降至 84.6 mmHg。

15. 核桃仁 1500 克,桃仁 500 克,红糖 2000 克,共碾碎成粉。每日 1 勺,每日 3 次,3 个月为一个疗程。此为名老中医的祖传秘方。

16. 按摩对防治高血压也有一定的作用。平时可抽空按摩头颈部、胸腹部及手指、手心、脚心等处。最重要的穴位是涌泉穴。涌泉穴在脚底正中的位置,即脚心。北京中医名家施今墨老先生每晚用花椒水洗脚后,常会用左手按摩右脚心,右手按摩左脚心。他认为这样做有"引热下行,壮体健身"之功,可降压。日本《降压妙方》一书中认为,每天花 3~5 分钟叩击脚心各 100 次的方法乃"降压妙方"。

血脂高怎么办

由于脂质代谢或运转异常使血液中一种或多种脂质成分水平异常升高即为高脂血症,可分为高胆固醇血症、高甘油三酯血症及混合性高脂血症。

血液中的脂质含量过高可以引起很多疾病。过多的脂肪使人肥胖,也可以形成脂肪肝和动脉粥样硬化,还可使血黏度升高,使组织细胞缺氧。

预防高脂血症,平时要少吃胆固醇含量高的食物,少吃动物性脂肪,增加膳食纤维的摄入,多吃有降胆固醇作用的食物如洋葱、大蒜、香菇、木耳、西红柿、马齿苋、豆制品等。有的病人还要控制食物摄入的总热量和糖分。

专家认为,得了高脂血症,不妨先食疗,若食疗半年无效,再考虑用药。

自我食疗的方法有:

1.取新鲜芹菜(包括根、茎、叶)500克,洗净、晾一晾,放入沸水中烫3分钟左右,捞出切段,捣烂取汁。当日分3次饮用。

2.熟西红柿200克,洗净、切碎、榨汁,加酸牛奶200毫升拌匀,分2次服。常服。

3.黑木耳15克,银耳10克,粟米50克,煮粥共服。

4.每天吃几瓣生蒜头,或将生蒜头30克、海带30克,洗净后加调味品拌匀,佐餐。

5.一天喝3杯橘子汁。

6.山楂25克,菊花10克,绿茶3克,水煎,分3次服。

7.玉米粉与大米各适量,煮粥,加油、盐等调料,常服。

8.丹参15克,山楂15克,烘干后研成粗末,分成2份,上下午各冲泡1份饮服。注意:沸水冲泡,加盖焖15分钟即可饮用,每份可冲泡3~5次。

9.何首乌30克,活鲤鱼1条(约500克),将何首乌洗净、切成薄片后,塞入鱼腹中,加水及调料煨汤,喝汤吃肉并嚼食何首乌片。

10.百合 30 克,兔肉 250 克,洗净后加调料煨汤,趁热调入三七粉 3 克,喝汤吃肉、嚼食百合。

11.取药菊幼嫩芽 10 克,大米 50 克,冰糖适量,煮粥,早晚各食用 1 次。

12.将山楂 300 克、大枣 30 克、红糖 30 克浸于 1000 毫升的米酒中,10 天后服用。每晚睡前饮 30 毫升米酒。

13.每天食用 40 克经高温焙炒过的芝麻(不论怎样吃均可),连食 4 个星期。

14.中午和晚上各服食醋 10 毫升,或服用市售的醋胶囊,早晚各 2 粒。

15.洋葱 250 克,剥去外皮,切丝,浸泡于 500 毫升葡萄酒内,10 天后饮用。每日 1 次,每次 30 毫升左右。

16.国外有人用大剂量谷维素治疗高脂血症,据称有良效。此法可供医生参考。

得了疟疾怎么办

疟疾俗称"打摆子",是由带有疟原虫的蚊子在叮人时将疟原虫传入人体而引起的一类疾病。2002 年全球平均每天约有 3000 人死于疟疾,可见其危害之重。此病农村较多见,常在夏秋多蚊季节发病。一般来说,消灭蚊子,不被蚊子叮咬就可避免得疟疾。

间日疟,每隔 1 天发作 1 次;三日疟,每隔 2 天发作 1 次;恶性疟,发作时间不定,病情凶险,需要及时就医。

疟疾发作时,病人先突然怕冷,约半小时后出现高热,伴有头痛和身痛,4～8 小时汗出热退。

当病人感觉怕冷时,应加盖被褥或使用热水袋;发热时头痛可冷敷;汗出后要用温水擦浴,并更换内衣。饮食以易消化的软食为宜。

得了疟疾,应在医生的指导下应用药物治疗,效果很好,也可配合单方治疗。

1. 独头大蒜 1 个,捣烂,于疟疾发作前 1~2 小时敷在内关穴(穴位在腕横纹上 2 寸,掌长肌腱与桡侧腕屈肌腱之间)上,包上纱布,2 小时后取下,局部会起泡,伴有疼痛。

2. 醋 30~50 毫升,小苏打 3 克,混匀后立即服下。要在发作前 1 小时服用。

预防措施有:

1. 消灭蚊子和防止被蚊子叮咬是预防疟疾的根本方法。使用蚊帐或使用蚊香、灭蚊剂等阻断蚊与人的接触。

2. 注意对输血人员的疟疾检测,以防发生输血感染。

3. 高疟区的人群在流行季节可定期服用抗疟药加以预防。

得了痄腮怎么办

痄腮,医学称之为"流行性腮腺炎",是一种传染病,能通过飞沫传染给他人。主要症状是病人的腮帮子一侧或双侧肿起,吃东西时腮部有疼痛;肿胀严重时,还有发热、头痛等症状。

腮腺炎可以引起脑膜炎、睾丸炎、胰腺炎等并发症,故应及时治疗,特别是病儿出现高热、头痛、呕吐、抽搐、神志不清等症状时,必须立即将其送至医院治疗。

得了腮腺炎的孩子,要在家里休息,以免传染给他人。生病期间多喝温开水,保持口腔清洁,吃稀、软食物,忌食酸辣刺激性食物。

没有并发症者,可采用下列家庭治疗方法。

1. 将 500 克蕹菜切碎、烧汤(可加些豆腐),酌量加点红糖,吃菜喝汤,有防治腮腺炎的作用。

2. 绿豆 50 克,煮熟后加入白菜心 1 个,再煮 20 分钟,待汤温凉后调味服用,早晚各服 1 次。

3. 在肿胀的腮帮子处冷敷,将毛巾放入冷水或井水中浸湿,然后取出,拧去多余的水分,敷于患处,约 5 分钟更换 1 条毛巾,每次连续冷敷 20 分钟。

4. 活泥鳅若干条,在清水里养几日以去除其体内的污泥,再将其置于盆中,撒上白糖,搅拌约 10 分钟,取盆中滑液糖浆涂于患处,液干即更换。

5. 板蓝根,每日 30 克,水煎服。

6. 如意金黄散适量,用少量食醋调后外敷;也可只用食醋,将食醋烧开,待温,敷于患处。用青黛调醋敷亦可,每日换 1～2 次。

7. 仙人掌 1 片,去刺,捣烂,外敷。

8. 并发睾丸炎(睾丸有肿胀、疼痛时)的病人要卧床休息,用布条托起睾丸,并及时请医生诊治。

噎食怎么办

如果进食时不小心,可能会被食物噎住。严重的噎食能置人于死地。在我国,噎食在猝死原因中位列第六;在美国,每年约有 4000 人因被噎而致死,其危害可想而知。

老年人由于咀嚼功能欠佳、吞咽能力减弱,所以更易发生噎食,因此,他们不宜咀嚼大块食物。日本人在新年有吃烤年糕和饮年糕汤的习惯。曾有报道称,有 10 名 62～96 岁的日本老人因吃年糕被噎死。在我国,媒体也曾报道过老年人因吃汤圆、香蕉、蛋黄、山芋、龙眼等被噎死的事例。其实,儿童、中青年因进食不慎而被噎死的事也时有报道:有位少女由于心急吃面条而被噎致死。

预防噎食的关键措施是进食时,应细嚼慢咽。对老年人而言,尤其要注意细嚼慢咽。

一旦发生噎食,应在 5 分钟内救治,否则可能就来不及了。病人必须立刻展开自救与互救。

1. 自救

英国有位妇女独自在家,边看电视边吃火腿肉,因没有嚼碎火腿肉就吞咽,结果食物被卡在喉咙里。她发不出声,无法拨打求救电话。此时,她猛然想起曾看到的自救知识:将自己的两个拳头顶住胃部,然后迅速向前弯腰,希望能将噎在喉咙里的食物吐出来,但没有奏效。绝望中,她又紧握拳头再做一次前述动作,终于火腿肉从喉咙中被弹了出来。另一个自救的方法是：病人迅速将上腹部压在椅背上，随即在椅背上做几次挤压腹部的动作，也能把食物驱除出体外。

据介绍，发生噎食时，病人应马上把双臂高举过头并晃动身体，或许能促使食物滑进胃里。如果病人仍有呼吸或可以自主咳嗽，可深吸一口气，然后用足力气咳嗽，将食物咳出。

2.互救

日本曾有报道称，有一个老人吃年糕被噎，他女儿急中生智，摘去父亲的假牙，拿来吸尘器，将吸尘器的管子插入父亲的口腔，并把开关旋至"高"档位，结果一大团白色的年糕慢慢被吸了出来，其父得救了（此法不建议模仿）。

通常情况下，救助者可将病人头部放低至胸部以下，一手扶住病人，另一只手用手掌根对准病人背部脊柱区，用力连续拍击4～6下，可促使病人将食物吐出；若病人无法站立，也可使病人侧卧，急救者用膝和大腿顶住病人的胸腹部，用上法给予其4～6次有力的拍背。

如果噎物可以被看见，也可这样做：急救者先用一只手的拇指及其余四指紧握病人下颌，并向前下方提牵，使之张口；另一只手的食指顺着口腔颊部内侧插入，把食物勾出来（此法不建议模仿）。

在开展自救或互救的同时，还应拨打急救电话。

食积如何治

如进食过多的食物，可能会发生食积。治疗的办法有：

1.因多吃蛋而引起的食积，可用醋一小杯，炖热服完；不愈则再服。

2.因多吃鱼肉而引起的食积，可用山楂炭 30 克，研末，每天分 3 次，用开水冲服。

3.因多吃面食引起的食积，可用生萝卜 30 克，取汁，炖热一次服完；不愈则再服。

4.红糖适量，加少量水炒化，加入适量的山楂肉再炒几分钟，闻到有酸甜味即成。饭后以此煎水服，每日 3 次。

5. 皮硝 50 克,装在布袋内,敷在肚脐上。

6. 白萝卜 250 克,洗净、切丝、榨汁,加蜂蜜 50 克,调匀后服用,每日 2 次,连服 2 天。

7. 山楂肉 30 克,麦芽 50 克,橘皮 2 片,新鲜鸡肫 2 个。洗净后,加水炖至鸡肫熟烂,调味后服用,连服 2 天。

大便干结如何治

便秘是指多种原因引起的大便次数减少或感觉排便困难。

便秘虽然不是大病,但排便不畅会使人腹部不适、胃口不好,甚至精神不振。常常便秘的人,还易诱发痔疮、肛裂等病,所以也不可轻视它。专家认为"十六字诀"有助于预防便秘:高度重视,定时定点,随有随去,速战速决。

治疗方法有:

1. 如厕前,用双手各一指,压迫鼻翼外缘两凹陷处(迎香穴)5～10 分钟,可促使大肠加快蠕动,有利于排便。

2. 大便时,用左手食指或中指按压肚脐左下方约 3 厘米处,待有明显酸胀感时,手指按住不动,坚持数十秒后再屏气排便。

3. 番泻叶 3～5 克,泡茶服,每天 1 次。

4. 萝卜籽 30 克,用文火炒黄,然后用开水一次服下,小儿减量。

5. 香蕉 1 只,剥皮后涂上蜂蜜食之,每天睡前及起床后各食 1 次。

6. 鲜无花果 2 个,睡前服用。

7. 牛奶 250 毫升,蜂蜜 60 克,煮沸后加葱汁数滴,每日早晨空腹服。

8. 早、中、晚各食熟荸荠 5 个。

9. 每天吃 3～5 粒核桃仁,煮粥或放入菜汤、肉汤中煮熟食用。

10. 芋头 250 克,大米 100 克,加水、油、盐,共煮成粥,每日服食 1 次。

11. 小米 100 克,红豆(赤豆)50 克,共煮成粥后,加适量蜂蜜与盐,食用,每日 1 次。

12. 鲜嫩竹笋 200 克,切片,用油及葱花煸炒,再放入水发木耳 30 克,再加调味品煮成汤,食用。

13. 俄罗斯民间方:餐前常喝 1 勺洋葱汁。

预防方法有:

1. 平时多吃蔬菜、海菜和山芋;多吃糙米、粗面和水果;多吃植物油,少吃肉食;不要摄入过多的糖。

2. 为防止体内水分不足,以凉的淡盐开水(不用热水),加 2 汤匙蜂蜜,早晚空腹服下,连服几天。平时每天清晨喝 1 杯盐开水也有益处。

3. 养成定时排便的习惯。

4. 平时可将黑芝麻捣碎,与大米(等量)熬成粥,每天 1 次。习惯性便秘者可早晚空腹喝 1~2 毫升芝麻油。

5. 每天坚持步行半小时左右,并在步行时按摩腹部,视便秘轻重程度酌加按摩力度。

小便不通如何治

尿液在膀胱中不能正常排出,医学上称为尿潴留,俗称"小便不利",但与尿闭有别。小便不通是一种急症,要请医生诊治。如小便不利,可试用以下方法:

1. 生葱 500 克左右,洗净、切碎,在锅中炒至极热,然后加入 50 毫升左右的酒或醋煮一煮,用布或毛巾包起,敷于下腹部(注意防止烫伤)。

2. 带须葱白 60 克,食盐 15 克,一起捣烂,炒热,敷在肚脐上。用以上方法热敷时,病人取坐位,之后用温水冲洗外阴部,以助于排尿。

3. 大田螺 1 个,加食盐少许,捣烂,敷在脐下 1.5 寸处。

4. 鲜番薯叶捣烂,调上红糖,用纱布包好敷于脐部。

5. 维生素 B_2,每次 10 毫克,日服 3 次,连续服用,对由前列腺增生引起的排尿不畅有效。

6.用手指在脐下3寸处按压,由轻到重,不间断地按压、刺激,有助于尿液流出。

7.生姜15～20克,咀嚼后用温开水咽服,半小时后再按上法服用1次。

小便失禁如何治

尿失禁在老年人中较常见,且老年女性发生尿失禁的比例更高。据调查,北京地区的70岁以上女性有尿失禁的达83.3％,这可能与女性尿道短、生育及绝经后雌激素缺乏等诸多因素有关。

尿失禁类型有多种,最常见的是压力性尿失禁。所谓“一个喷嚏就湿了裤子”就是压力性尿失禁的尴尬写照。这类病人不敢大笑、不敢用力、不敢咳嗽,甚至坐下来后都不敢随便起立。由于动不动就会有尿液滴漏出来,还可能引起泌尿系统与外阴部其他的问题。

严重的尿失禁要去医院就诊。病情不严重的可试用下法:

1.鲜鸡蛋2个,枸杞20克,加水煎煮。蛋煮熟后去壳,再煮片刻,吃蛋喝汤。隔日1次,连服3次。

2.取中药五味子15克,用200毫升黄酒拌匀,置于罐内,密闭,隔水蒸之,待黄酒蒸干后取出。另取2寸长连须葱白3段,与五味子共捣成泥,用纱布包好敷脐8～10小时。每晚换新药,7日为一个疗程。

3.新鲜猪膀胱洗净后,加适量水煮汤,不加盐,每日早晚各服半只,连服10～15日。

4.中药白芷20克,加糖水煎,服用,连服5～7日。

5.服用补中益气汤,每次10毫升,早晚各服1次。

6.每天早晚,在床上用手掌顺时针按摩下腹部5～10分钟,以有微热感为宜。

7.每天至少在早、中、晚进行3次“提肛运动”锻炼,每次收缩肛门10～15分钟。此项运动可用于防治尿失禁。

8.根据自身情况,试试计划小便时间,不到排尿时间要用分散注意力等方法来忍住小便,通过训练达到能控制排尿的目的。

9.尿失禁者平时适当饮水,若因疾病而不敢饮水会使尿液浓缩,反而对病情不利。

预防:从年轻时就要注意合理饮食;身材不宜过胖过瘦;不要穿紧身衣,不要束腰。

老年人尿频如何治

健康人的尿量一般与饮水量有关,即饮水较多或进食含水较多的食物时,可出现暂时性的生理性多尿,排尿次数亦随之增加。

除因尿路感染、结核、结石及其他原因引起的尿频外,老年人由于生理原因、体内激素水平变化也可能出现尿频、尿急的现象。

老年人单纯的尿频,可用下列方法防治:

1.放松注意力,不要为排尿焦虑。

2.晨起和睡前各提缩肛门 50 次,小便后再提缩肛门 10 次。

3.站立,将两手自由向前后甩动,身躯亦随之摆动。早晚各做 1 次,每次甩动 200 下。

4.黑鱼或兔肉,炖汤,常服。

5.核桃仁煨熟,每晚睡前吃 2 个;或用核桃仁 60 克、韭菜 150 克,炒熟,调味后佐餐。

6.狗肉 250 克,黑豆 50 克,盐、姜适量,加水煮熟食用。

7.羊肺,洗净、切块,加少量羊肉,加水及调料,炖汤食用。

8.雄鸡肠,洗净、切碎,炒食。

9.猪肚、大米,共煮成粥。

10.每天饮 20～30 毫升红葡萄酒,同时常吃些洋葱。

11.猪肺 1 副,洗净、切块,与适量羊肉一起炖熟,加姜、盐调味,分次食用。

12.猪肾(猪腰子)1 个,糯米 100 克,共煮成粥,服用。

13.早晚生嚼栗子各 2 粒,日久有效。

14.乌龟(重约 400 克)1 只,洗净后加水炖至熟烂,食用,每隔

3~5日食用1次。

排尿困难如何治

排尿困难是许多疾病都可以引起的一个症状。其原因大体上分为两类:一类是由机械性梗阻引起的,如前列腺增生或尿道(或膀胱)有结石、肿瘤,或因邻近器官的压迫,等等;另一类是由排尿功能障碍引起的,如麻醉、手术后及药物作用,常为暂时性。此外,还有由脊髓受到损伤而导致的。

排尿困难进一步可发展为尿潴留,即小便不能自行排出。小便完全不通属急症,要请医生诊治。

排尿困难可试用下法:

1. 中药红参,每次取 2~3 片泡茶饮,早晚各 1 次,可防治慢性排尿不畅。

2. 鲜生姜 20 克,咀嚼后用温开水服下;半小时后再按上法服用 1 次。

3. 海蜇 200 克,荸荠 10 个,用水 5 碗煎成 2 碗,1 次服完。

4. 金针菜 30 克,煎水饮用。

5. 带须葱根 6~7 根,加水,煎 20 分钟,代茶饮。

6. 生葱 500 克左右,切碎,在锅中炒至极热,然后加 50 毫升的酒或醋煮一煮,用毛巾包好,敷于下腹部(防止烫伤)。

7. 小茴香 100 克,粗食盐 500 克,炒热后装入布袋中,再将布袋敷于脐下。每日 3 次。

8. 大田螺 1 个,加食盐少许,捣烂后敷于脐下,外贴麝香止痛膏,每次敷 60 分钟,隔日敷 1 次。

9. 生姜 30 克,豆豉 10 克,食盐 5 克,葱白 1 根,共捣烂如泥,敷于肚脐上,再用热水袋外敷。此法常用于治疗女性产后排尿不畅。

10. 用手掌在下腹部逐渐适当用力,加压按摩,有助于排尿。

11. 用温热水冲洗阴部以帮助排尿。在厕所听"哗哗"的流水声也有诱导排尿的作用。

12. 试试蹲位排尿。

有了痔疮如何治

痔疮是肛门部位最常见的慢性病,一般来说,有内痔、外痔、混合痔之分。据调查,成人十有六七会发生不同程度的痔疮。

较轻的痔疮,可用下法治疗:

1. 每晚用热毛巾敷肛门,毛巾凉了重新更换,连续敷 20～30 分钟;也可在热水中坐浴数分钟。

2. 大便后,在温水中坐浴,每次数分钟,同时用手指在肛门附近按摩一番。

3. 肛门洗净后,在肛门内外搽些金霉素眼药膏,每日 2 次,连用 1 周。

4. 米粒大小的外痔,可试用尿素乳膏涂抹,每日 3 次。

5. 用鸡胆汁外涂外痔、内痔或混合痔时,要将胆汁涂于肛门内 1～2 厘米处。据称,治疗 2～4 次即有效。

6. 每天做提肛运动。具体做法是:用力向上收缩肛门,然后再放松,一提一松,反复进行,每次做 50 下或更多;一天至少做 2 次。若在热敷肛门后再做提肛运动,治疗效果会更好。

7. 保持大便通畅,如不通畅,每天早晨可饮用一些蜂蜜水,或服用一点食用油,也可用番泻叶 5 克泡茶饮服。

8. 多吃蔬菜、水果。

9. 泥鳅 100 克,洗净后,加入黄芪 30 克、黄酒 1 杯、水适量,共炖服。

10. 黑木耳 6 克,柿饼 30 克,煮至熟烂,服用(可治疗痔疮出血)。

11. 取成熟无花果 4～6 个,洗净、去皮后放入锅内,加冰糖 20 克,水 1000 毫升,煮开后再用文火煮 15 分钟,即可服用。每日 1 次,7～10 日为一个疗程。每年宜坚持服用 1 个疗程。

12. 柿饼 100 克,切碎,加水煮烂,用白糖调味,食用,每日 2 次。

13. 每天早晨空腹吃香蕉 1～2 个。

14. 每天单脚跳跃 20 分钟。

15.《便民食疗》记载"重用黄鳝,也能止内痔出血"。方法是:取 500 克黄鳝肉,以素油加葱、姜煸炒后,加水、酒、盐,小火烧至熟透即可,每日 1 剂。

16. 有人介绍用醋蛋液治好了痔疮:取 9 度米醋 200 毫升、鸡蛋 1 个(洗净)泡醋里 24 小时,待蛋壳溶解,用筷子搅匀,再过 24 小时即可外涂之。内外痔均可外涂。

17. 较严重的痔疮要请医生诊治。

预防措施有:

1. 不宜久坐、久站。

2. 蹲厕时间不宜过长。

3. 腰带束腰不要太紧,更不要刻意束腰求美。

• 外科、皮肤科疾病

肛门瘙痒怎么办

肛门瘙痒是一种困扰许多人的难言之疾,表现为夜间瘙痒明显,往往因拖延日久而难以治愈。

引起肛门瘙痒的原因有多种。譬如,肛周皮肤被细菌、霉菌、病毒感染后可致瘙痒;还可由寄生虫引起,如蛲虫、疥疮和阴虱。痔疮、肛裂、肛门脱垂、慢性腹泻甚至直肠癌肿也可能引起肛门瘙痒,糖尿病有时亦能引起瘙痒。如果肛门深陷或肛周多毛而出现了肛门瘙痒,则症状可能与肛周皮肤被粪便污染有关。

肛门瘙痒重在预防,因此,保持肛周的清洁至关重要。

治疗措施有:

1. 如由某种疾病诱发的,应积极治疗原发病。

2. 便后或每晚清洗肛门。不要在肛周过多地使用肥皂;厕纸宜选择清洁、柔软类的,不要使用粗糙的草纸或报纸、硬纸、污纸。

3. 肛周多毛及肥胖的人,要注意保持肛周皮肤的干燥。

4.患病期间,尽量少吃巧克力、辛辣食物以及啤酒、咖啡、牛奶等。

5.要乐观、开朗,避免因焦虑而加重病情。

6.如果一时查找不到原因,可试用氢化可的松乳霜、氧化锌软膏或克霉唑软膏。注意:激素类药膏不宜长期使用。

7.症状较长时间未能缓解的,应及时请医生诊治。

脱肛怎么办

脱肛的原因很多,体弱者及老年人极易发生此症。中医认为,脱肛与气虚有关,病人日常可多进食些滋补类食物,少食刺激性食物及生冷之品。除就医诊治外,在家还可采用下列方法防治:

1.有空就做做"提肛运动",即有意识地收缩肛门,每日都要做几次;提肛后最好能憋气20～30秒,再慢慢放松肛门肌肉。

2.晨起饮淡盐水1杯,可保持大便畅通。

3.可考虑服用补中益气丸,早晚各服10克。

4.红白萝卜炖牛肉:牛肉250克,切成小块,加黄酒、姜、葱等配料,用砂锅炖至半熟,再加红、白萝卜熬至汤浓、牛肉熟烂后,食用。

5.马齿苋100克,加水,煎汁,熏洗肛门。

6.猪大肠250克,洗净;马齿苋30克,洗后塞入猪大肠内,扎紧肠的两头,炖至熟烂,调味服食。或用白胡椒粉(适量)塞入猪大肠内炖熟,调味食用。

7.黄芪30克,党参20克,大枣10枚,大米适量,加水共煮成粥。粥成再加白糖调味,稍煮后服用。

8.黄鳝250克,薏苡仁50克,炖汤,以盐调味服用。

9.用熬豆腐时泛出的黄渣100克,红糖50克,置于铁锅内用小火炒黑,再加少许水煮开,饮汁食渣,每日1剂,分2～3次食用。

10.海参30克,瘦肉150克,加水煲汤,调味后服食。

11.将鳖头置于火上焙干,研成细末,再加入少许冰片,用芝麻油调匀,涂在患处,早晚各涂1次。

肛裂怎么办

肛裂是仅次于痔疮的一种常见肛肠病,女性病人略多于男性病人。病人通常在大便干硬、排便用力过猛时,裂伤肛管,发生肛裂。

肛裂主要表现有:排便时和排便后肛门处有强烈疼痛,大便带血,甚至便后滴血。因为排便疼痛,病人就会恐惧排便,从而使原有的排便困难加重,形成恶性循环。

本病一般以自我护理为主:

1.病人要养成良好的排便习惯,最好在早晨排便。

2.排便前,先按摩一下肛周,或温热水中坐浴数分钟后再排便。排便时不要过分用力,以避免肛门因过度扩张而撕裂创面。排便后,在温水中坐浴10～15分钟。保持创面清洁同样有益于伤口的愈合。

3.排便坐浴后,最好在裂口处涂痔安素软膏、四环素眼膏或金霉素眼膏。

4.买中药锡类散1支,排便后洗净肛周皮肤,用1/5支药粉倒在厕纸上,敷压于肛裂处。

5.多饮水,吃一些富含膳食纤维的蔬菜、水果,必要时可在医生指导下服用缓泻剂,促使大便软化。

6.每次口服蜂蜜10毫升,每日3次,或每次口服芝麻油10毫升,每日3次。

7.每日做几次收缩肛门的运动,每次收缩10～20下。

8.豆油适量,锅内加热后,放入2个柿饼,煎熟,每晚睡前趁热食之,连食10日左右。

9.英国学者认为,口服硝苯地平可治愈多年不愈的慢性肛裂。方法是:每次服20毫克,日服2次。有关报道称,用上法治疗8周,15例病人中有9例痊愈,但有较轻的不良反应。此法仅供大家了解,具体能否应用应咨询医生。

前列腺肥大怎么办

前列腺肥大又叫前列腺增生,是老年男性常见的多发病。有资料称,70％的 60～70 岁老人有不同程度的前列腺肥大;但也有 30 多岁的男性患有此症。

前列腺肥大的主要症状:排尿不畅、尿频尿急、夜尿增多、排尿迟缓、尿流变细,有时会出现血尿或急性尿潴留。

这种疾病进展缓慢,早期不主张手术治疗,晚期病人又难以承受手术,所以一般主张保守治疗。因此,病人的自我护理就显得更重要了。

防治方法有:

1. 平时打打太极拳,练练气功,适当进行运动,这些都有一定的防治作用。

2. 避免久坐,少骑自行车,避免疲劳,避免寒冷刺激,减少房事。

3. 不要在较短的时间内喝水过多,不可饮酒,少吃刺激性食物。

4. 一有尿意就排尿。

5. 每天吃生南瓜子 90 克,分早、中、晚食用,同时可多吃些西红柿。

6. 食盐 250 克,炒热,用布包后熨于小腹处,每日 1 次(食盐可反复使用,注意避免发生烫伤),每次敷 1～2 小时。

7. 用艾条灸肚脐至耻骨处,每次 10 分钟,每日 1 次。

8. 服用维生素 B_2,每日 30 毫克,分早、中、晚 3 次服用。

9. 自我按摩前列腺或小腹部。

10. 每天提缩肛门若干次。

11. 饮食疗法。食疗方 1:肉苁蓉 10～15 克,羊肉 100 克,大米 50 克。先用砂锅煮肉苁蓉,取汁,去渣;然后倒入羊肉、大米同煮,沸后加葱、姜、盐,煮成稀粥。7 日为一个疗程,冬天服用为佳。

食疗方 2:向日葵髓 30 克,切成小块,鲜猪肉 100 克,切块,加水熬煮。待肉半熟时,加入玫瑰花 10 克、红花 10 克,再煮。至肉熟烂后,再加葱、盐调味食用,连食 15 日。

食疗方 3:带皮荸荠 150 克,洗净、切碎,加水 200 毫升,煮沸后再用小火煮 20 分钟,去渣饮汁,每日 1 剂。

12.必要时,在医生的指导下服用激素类药物。发生尿潴留时,应导尿。

得了疝气怎么办

这里所说的"疝气"是指腹股沟斜疝,俗称"小肠气"。老年人、中年人甚至孩子都有可能发生,女性亦可发生,男女患病率之比为15:1。

腹股沟斜疝一般是在大腿根内侧出现"肿块",病人感到有轻度的坠胀,常在行走、咳嗽、劳动时出现。平卧时,用手揉托几下,可使"肿块"还纳于腹腔。

预防:病人仰卧于床上,两腿并拢后,上抬、悬空一会儿,反复做 30 次;再做仰卧、坐起的动作数次。

治疗:

1.加强腹肌锻炼,以增加腹肌的力量。

2.佩戴疝带(药房有售),阻止疝块脱出。

3.试用单方。一法是:将 1 粒胡椒研成粉末,加面粉少许,加水调成糊状,涂于患疝气一侧的睾丸上,涂后局部有灼热感,但无其他不良反应,半小时后可见效。另一法是:茴香3~6克,研碎,放置杯内,倒入开水 100 毫升,静置 3 分钟后一次服完;10 分钟以后,再依法冲服 1 次。服后即仰卧,下肢并拢,膝关节半屈曲。如此静卧约 40 分钟。若症状无改善,应立即去医院治疗。

4.久治不愈或形成嵌顿疝的,手术疗法是最有效的方法。现在的腹腔镜微创手术,损伤较小,有利于患者术后较快地恢复。

阴部外伤怎么办

无论男女,阴部都可因暴力打击或碰撞而发生外伤。例如,骑自行车不当常会引起这类外伤。阴部外伤往往是在思想无准备的情况下发生的，因此预防比较困难。一旦阴部有外伤，宜去医院检查处理，不要羞于就医，如一时条件不允许，可试用下法。

1.男性阴囊或女性大阴唇发生血肿后，均宜暂时卧床休息，并在局部用冷水或冰块进行冷敷，使破裂处的血管遇冷收缩以止血。

2.出血停止后，可改用热敷，以促使瘀血尽快被身体吸收。

3.适当服用止痛、止血药，如云南白药，每次1.5克，日服2次。必要时，可服一些消炎药以预防感染。

4.男性可用柔软的托带将阴囊兜起。

5.血肿较大、较深或出血不止或怀疑睾丸有破裂的，应及时去医院处理。

蛔虫病如何治

蛔虫病是最常见的肠道寄生虫病，在农村尤为多见。环境被蛔虫卵污染是引起本病传播的原因。随地大便，或厕所粪便外溢，或粪便未经无害化处理即用来浇菜施肥，都会造成蛔虫卵随风随水漂流而到处散播；苍蝇携带虫卵也是因传播而致。

蛔虫病主要是通过手和饮食传播。如果饭前不洗手就抓食物吃，或者孩子喜欢吮手指，都会把虫卵带进口中。食用未经洗净的蔬菜、腌菜、泡菜，或未洗即食瓜果，或喝了不干净的生水，都容易得蛔虫病。据记载，我国曾几次暴发因学生吃甘蔗而导致蛔虫病流行的事件。

患有蛔虫病的人，肚脐周围有反复、不定时的疼痛，并喜欢让人按摩，面部常见白斑，夜间常磨牙，有的好吃炉渣、土块等异物，大便中可见蛔虫。

蛔虫能消耗人体养分，分泌毒素，引起人体多种病痛，特别是它离开肠道而"迷走他乡"时，可能引发种种严重后果，甚至可致人死亡。因此，应重视本病的防治。

预防：讲究个人卫生，防止病从口入。

治疗：在医生的指导下，服用驱虫药。

单方:将南瓜子炒熟,取 100～300 粒,去壳,研细,以蜂蜜调服,每日 2 次。

蛲虫病如何治

得蛲虫病的人,夜间经常感到肛门瘙痒。这是因为蛲虫的雌虫夜晚要爬出来到肛门周围产卵,虫卵富含胶质,刺激肛门皮肤而致瘙痒。有时虫体会误入阴道、尿道等处,引起阴道炎、尿道炎等疾病。此病在农村较多见,容易在幼儿园、小学中流行。

蛲虫病是通过病儿抓痒的手将虫卵带到衣服、被褥、食物或玩具上,然后再由嘴吃进虫卵而传播的。所以,预防的方法是养成良好的卫生习惯,饭前要洗手,衣服、玩具要经常消毒。

在医生的指导下及时用药,可取得良好的治疗效果。

在家治疗,方法有:

1. 每天用温水洗净肛门,然后涂上治蛲虫的药膏。

2. 药棉上涂上凡士林,每晚塞入肛门,或用伤湿止痛膏贴在肛门处,早起弃去,连用多日。

3. 六神丸 3 粒,睡前塞入肛门内,连用 4～5 日。

4. 红石榴皮 30 克,切碎,加水 500 毫升,煮开后加食醋 15 克,待水的温度适宜,再熏洗肛门,每晚睡前 1 次。

5. 每晚用韭菜煎汤,熏洗肛门。

6. 葵花子,生吃。

7. 黑芝麻 30 克,水煎后去渣,加糖少许,空腹 1 次喝下。

脚抽筋时怎么办

脚抽筋是我们常常会发生的症状。人在激烈的运动或过度疲劳的情况下容易发生此症状,突然的寒冷刺激也会引起脚抽筋。小孩与怀孕妇女发生脚抽筋,可能与缺钙有关。

解除的办法是:

1. 立即用拇指和食指捏住人中穴,持续用力捏20～30 秒。

2.用对侧的手握住抽筋那只脚的脚趾,用力朝靠近身体的方向拉。

3.按摩小腿,或将抽筋的大腿向前弯曲,与身体成一直角,然后用双手抱住小腿,用力使它贴在大腿上,做振颤动作,随即向前伸直腿,反复做多次。

4.热敷患处。

5.文旦皮(即柚子皮)1个,黄酒 300 毫升,加水同煎,趁热洗脚。

6.将高度白酒烫热,滴少许于手掌心,在经常抽筋的部位揉搓 2 分钟,使局部皮肤发红即可,每晚 1 次。

7.服用维生素 E,每次 100 毫克,每日 3 次,连服 10 日。

慢性腰痛怎么办

慢性腰痛病人,平时要注意保暖,可在腰部系 1 条宽阔的腰带。此外,还要进行腰背肌肉的锻炼,如做做操,伏在床上做一做挺胸、抬头、伸脚的动作等。

慢性腰痛常因急性扭挫伤没有被彻底治愈或长期劳损(如久坐、常弯腰等)引起,症状一般时轻时重,腰部肌肉多僵硬,且在劳动后加剧。如腰痛放射至外生殖器,可能是尿路结石;腰痛伴尿急、尿频时,可能是膀胱炎;妇女腰痛伴下腹部压痛,可能是子宫疾病;腰痛也可能与结核病、肾病有关。因此,最好先去医院请医生明确病因。无其他并发症状的腰痛病人,可试用下法。

1.口服阿司匹林,每次 0.5 克,每日 3 次。或口服消炎痛,每次 25 毫克,每日 3 次。亦可服用布洛芬,但阿司匹林、布洛芬不能同时服用,以避免降低疗效。

2.贴敷膏药,口服腰痛丸、小活络丹等药物。

3.在痛处拔火罐、推拿。

4.两手握拳,捶击和按摩腰臀部 3~5 分钟,然后热敷。

5.猪腰子 1 个,杜仲 10~15 克,炖服。

6.啼叫 1~2 周的健康小公鸡 1 只,宰杀,洗净,切好,入锅,加适量食油略炒,再加入 500 毫升米醋(不放水),焖至剩小半杯醋时,食用。醋越酸越好,可加少许红糖。1 只鸡在 1 天内吃完,连服多日。

7. 山羊血置盆内晒干,切成小块。取 30 克,研末,日服 2 次,1 次 1 克,用酒冲服。

8. 煎荷包蛋时,撒入三七粉 10 克,不放盐,蛋煎熟后再吃。每日 1 个,连吃 10 天。

9. 抱膝正坐:两脚并拢,抱膝正坐,于夜晚临睡前、早晨起床时及午间休息时做一做,每次约 3 分钟。做时,两脚蹭趾可间隔 1 分钟交替重叠"踩"对趾几下。

10. 猫腰:睡前先趴在床上,伸直两腿,撅起臀部,像猫儿躬起脊梁那样用力拱腰,而后恢复正常,如此做 10 次左右。

11. 放松肌肉:双膝着地,双手撑地,挺肚子 8～10 秒,接着缩回肚子,弓背,8～10 秒;重复做 4～5 次。

12. 慢性腰痛还可选用食疗验方,如韭菜炒虾米:韭菜、虾米各适量,加油、盐炒熟即食,可配黄酒饮用。

13. 核桃红糖酒:核桃肉 60 克,切细,以热黄酒加红糖调服,每日服用 1 次。

猪腰黑豆汤:猪腰(或羊腰)2 只,黑豆 100 克,陈皮 5 克,小茴香 50 克,生姜 15 克,将腰子去膜,洗净,加水煮熟,调味食用,常服。

14. 风湿腰痛通常症状在冬天加重,可在夏天采用"热瓦灸";即将晒得发烫的瓦块贴于腰痛部位,每天灸半小时;也可用艾条灸。注意,不可烫伤皮肤,肩、膝部有风湿疼痛的病人亦可用此法治疗,能减少冬天发病的次数。

闪腰以后怎么办

腰部肌肉和韧带因负重过重、姿势不当而伸展过度,导致发生损伤或撕裂,有时甚至会将椎间盘也挤压出来。这时候,病人突然觉得腰部有"炸裂"感,紧接着是一阵剧痛,腰就直不起来了。这种情况俗称"闪腰",医学上谓之为急性腰扭伤。

急性腰扭伤的病人，翻身、坐立、行走都困难，伤处压痛明显，也可能有出血、肿胀。此时，伤者宜尽早积极治疗，避免病情迁延不愈而转成慢性腰痛。

预防措施有：

首先，要注意干活姿势。搬重物时，要两腿分开、蹲下，再慢慢站起。抬东西、起身时要半蹲，挑担换肩要缓慢，不要用力过猛。其次，搬东西前，先做些准备活动，如扭扭腰、转转身、拍打拍打腰部，切忌莽撞。干重活前，在腰部束一根宽腰带也有好处。此外，要防范身体因突然失去平衡（如滑倒、绊腿或踏空等）而致腰扭伤。当然，平时还要加强锻炼腰肌。

在查明无骨折等情况下，可试用下法治疗：

1. 请有经验的医生推拿，往往可以手到痛止病减，效果立竿见影。

2. 针灸，或做"封闭"治疗。

3. 贴膏药如伤湿止痛膏。

4. 口服复方阿司匹林，每次 0.5 克，每日 3 次。

5. 口服云南白药，每次 1 克，每日 3 次。

6. 口服活血止痛片，每日 2 次，每次 4 片。

7. 取硼砂适量，研为极细末，用灯心草蘸硼砂末，点病人双眼内、外眦，泪出后常感腰部明显轻松。每隔 30 分钟点眼 1 次，一般可点 3 次。每次点眼后，病人要活动活动腰部。

8. 生姜 1 块，捣烂，挤去姜汁，加入食盐 1 匙，捣匀，敷于伤处，用绷带固定。每日换药 1 次。

9. 扭伤后，初期宜先冷敷，并卧床休息（睡硬板床，腰部垫小软枕），伤后 1～2 天再改用热敷，待腰痛减轻后还应逐步开始腰部活动，或遵医嘱。

10. 刚会啼叫的公鸡 1 只（约 500 克重），洗净，切块，再用食油煸炒，后加入 500 毫升米醋，以慢火煨，不加水，至醋将干，放入姜、糖、酒等调味，佐餐或单独食用。

关节疼痛怎么办

人体共有 206 块骨头,这些骨头是按一定的功能方式连接起来的。骨连接有两种方式,即直接连接和间接连接。

间接连接部位通常叫作关节。它的活动范围大而灵活,如肩关节、膝关节、踝关节、指关节、趾关节等。

凡关节本身和关节周围的病变,都可引起关节疼痛。常见的病变有:风湿性关节炎、类风湿关节炎、化脓性关节炎、骨性(增生性)关节炎、滑囊炎、腱鞘炎、关节周围炎、功能性关节炎等。

专家认为,寒冷是关节痛和风湿病的主要发病环境因素。为此医生向女士们建议:尽量不要在寒冷及阴雨天时穿裙子,以防膝关节受凉而发病。

治疗关节痛应根据病因,对症下药。例如,风湿性关节炎可用水杨酸类药物或泼尼松治疗,结核性关节炎应以抗结核药物治疗;化脓性关节炎需用抗菌消炎药物治疗等。

但一般的因寒冷、潮湿、外伤等原因引起的慢性关节痛,可用下法治疗:

1.保暖,北方人睡热炕对治疗关节炎有益。

2.将生姜和葱白切碎,捣烂,炒热后用布包好,趁热敷于关节疼痛处。

3.鲜姜 60 克,醋 250 毫升,加水 500 毫升烧开后,热敷,早晚各 1 次。

4.用热水袋热敷或艾灸或用红外线等照射治疗疼痛部位及周围处,再配以局部按摩。

5.敷贴关节镇痛膏、香桂活血膏等。

6.服用阿司匹林、汉防己甲素片、小活络丸或木瓜酒、长宁风湿酒等。

7.英国科学家研究认为,每天服用 1 次蜂王浆,关节炎病人的疼痛程度可减轻约 50%。

8.维吾尔族偏方:将新鲜葡萄汁装进玻璃瓶中,挂在向阳处,经过半年的太阳暴晒,第二年取汁涂抹患处。

9. 老年朋友可试试"抬腿 3 分钟治膝盖痛",方法是:仰卧,一条腿膝盖弯曲,另一条腿伸直。将伸直的腿向上抬起 10 厘米左右,并保持几秒,然后再慢慢放下。休息几秒后,再这样抬起、放下,共做 20 次,早晚各做 1 遍。两腿轮换抬放。

10. 亦可拔火罐或使用针刺、封闭疗法。

11. 饮食上,注意多吃粗糙谷物、大豆制品、小鱼、芝麻和绿叶蔬菜,少吃酸性水果和清凉饮料,少吃糖(尤其是白糖)。

12. 几种食疗验方如下。

每天口服鲜姜 1~2 片,连服一个夏季。

鸡爪 5 对,老葱头 100 克,生姜 100 克,加水 10 碗,煎成 2 碗,早晚于饭前分服。

狗肉(或羊肉)300 克,加适量生姜、花椒、桂皮同炖,食肉喝汤,每日 1 剂,连服几天。

鸡蛋 2 个,洗净、擦干,置于搪瓷盆中,倒入 50 度以上的白酒,以不淹没鸡蛋为宜。先加热一会儿,再点燃白酒。待火熄灭后,将酒与鸡蛋 1 次吃完,并立即上床蒙被,发汗。

11. 对于痛风和关节炎病人,可常吃樱桃(每天约吃 20 颗)或饮樱桃酒(樱桃 50 克,泡酒 500 毫升,半个月后饮用,每次 10 毫升,每日 2 次)。

12. 平时要注意防寒保暖,避免潮湿,少吃香蕉。

注意:反复发作或治疗无效的关节痛,要请医生诊治。

肩膀不灵便怎么办

不少上了年纪的人会有肩膀不灵便的毛病,主要表现为肩关节有明显压痛,关节活动受到限制,手臂举不到头顶,不方便梳头,连穿衣、脱衣都有些困难。疼痛的特点是日轻夜重。但手臂的内旋和前后伸展动作还是比较灵活的。这种病,医学上称之为肩关节周围炎。西医认为本病是由于肩关节囊粘连和局部肌腱发生退行性改变而引起的。

中医认为,本病与"露肩当风"(受了寒冷风湿)有关,所以又叫"漏肩风"。又因为这病多发生于50岁以上的老年人,故还有"五十肩"的别称。

肩关节周围炎经治疗后可逐渐恢复肩部功能活动,有的可遗留一些轻度运动障碍。

治疗措施有:

1. 推拿的效果不错,但急性发作期不宜推拿,以免加重病情。

2. 针灸或拔火罐。

3. 内服风湿药酒,每次适量,每日1次。

4. 外搽舒筋药水。

5. 外贴麝香虎骨膏。

6. 枸杞子50克,浸泡于500毫升白酒中,10日后饮用,每次25毫升,每日2次。

7. 拍打:病人自己或家人帮忙拍打,可用健侧手臂,也可用柔软、厚实的物件,拍的部位以患侧肩部周围为主,力量、速度适中。每次拍打约5分钟,每天早晚各拍1次。

8. 用电吹风吹病肩,有热熨作用,每次5分钟左右。

9. 功能锻炼是恢复肩关节活动的关键,病人平时要忍着疼痛进行锻炼。常用的方法是:①让患病一侧的手臂用力向对侧的后背打去,逐步使手指能打到靠近对侧肩胛骨处。每天数次。②用手"爬墙",力求让手指在墙上越爬越高,每天2次。③两肩一齐向前、向后各旋动20～30次,有空就做。

预防措施有:

防止受凉、受湿、受风。睡眠时,肩部要盖好被子。即使在夏天,也不宜长时间地让风扇对着肩部吹。平时要注意活动肩关节,以改善肩部的血液循环。

得了颈椎病怎么办

我们可以抬头看天,低头看书;我们也可以左顾右盼地眼观六路,耳听八方。我们的脖子之所以能这样自如地活动,与颈椎的功能正常分不开。

颈椎可因损伤而得病。急性损伤包括车祸损伤、高处摔伤、直接撞击伤等。慢性损伤常与工作姿势不当有关。会计、教师、编辑、缝纫工人等因经常低头工作可致劳损,得颈椎病的概率就较常人要高得多。颈部负荷重,加上脖颈长期暴露在外,易受风、寒、湿邪的侵袭,遭受损伤的概率自然增加,所以颈椎病常在40岁以后才开始发病。年龄越大,发病的比例越高。

颈椎病最重要的表现是颈部酸痛,病人夜晚睡觉时,头部不知道该怎样放才舒服;病情较重者会有颈部僵硬、转动不便及肩臂、手指发麻的现象;更有甚者还会在转颈或屈颈时发生眩晕、恶心、耳鸣、胸闷,甚至跌倒。因为颈椎病在症状上复杂多变,所以医生往往将其称为颈椎综合征。

专家们的意见:颈椎病应以保守治疗为主,需要通过手术开刀治疗的只占病人总数的1%~2%。保守治疗中最常用、最见效的是牵引法和颈托固定法,具体操作由医生根据情况决定。

下列方法可在家中试用:

1. 米醋湿热敷法:米醋适量,纱布1块。根据病变范围大小,将纱布叠成四五层的方形,然后用米醋浸透,以不滴出醋液为度,敷于患处,敷后即用红外线灯照射30~40分钟(要是在治疗过程中,纱布变干了,可再用米醋浸透,再继续照射)。如此每日治疗1次,15次为1个疗程。间隔3~5天,再治1~2个疗程往往就能使症状消失。

2. 常用热水袋敷于颈部,以及每天像公鸡啼叫那样伸伸颈,或抽空将两肩向上耸起,停1秒再落下,反复做几下,也有一定的防治颈椎病的作用。

3. 党参、黄芪、桂圆肉、枸杞子各20克,大米50克,洗净。将党参、黄芪切碎,先煎取汁,再加入适量水煮沸,最后加入桂圆肉、枸杞子、大米,用文火煮成粥,食用时,再加适量白糖。可常服。

得了"网球肘"怎么办

"网球肘"顾名思义,是网球运动员容易得的一种疾病,因为发现患此病的第一人是网球运动员,故得名。当然,"网球肘"也不局限于网球运动员才会得,凡是腕关节经常有反复伸屈用力或手臂经常需用力旋转的人(如乒乓球运动员、羽毛球运动员、钳工、瓦木工、水电工等),都有可能得这种病,中年妇女患病的概率要高一些。究其病因,大多是桡侧腕屈肌受到多次累积性损伤而造成部分肌肉纤维撕裂、出血。医学上称此病为"肱骨外上髁炎"。

感觉患肘酸痛无力,局部肿胀,一劳累则疼痛加剧,并可涉及前臂、肩部,而关节活动正常。患肢握拳旋转(如绞拧毛巾)时,疼痛会比较明显。病情严重时,病人握物无力,更严重时握在手里的东西还会自行滑脱。

治疗措施有:

1. 让患肢适当休息,避免劳累。

2. 热敷患处数分钟,然后用小棒敲打痛处 2～3 分钟,每日 2 次。

3. 自己做推扳治疗,方法是:用左手(健侧)大拇指在患肢肘部外侧的几个压痛点上做反复推揉,"以痛定痛"。推揉约 10 分钟,再改用健侧食指、中指、无名指和小指,绕过患侧前臂,勾住桡侧腕屈肌向外勾扳,从肘关节开始,逐渐勾扳到腕关节,如此反复约 10 次。每日勾扳 1～2 次。

4. 睡前用热水浸洗患部,并稍加按摩,然后外擦云南白药酊。

5. 在痛处贴消炎止痛膏或麝香虎骨膏。

6. 内服小活络丸或消炎痛片。

7. 也可在痛处用消毒过的针浅刺成梅花形,并挤出点血,每周刺 2 次。

8. 采用针灸或封闭治疗。

得了"秧风"怎么办

插秧季节,有人会得"秧风"。"秧风",医学上叫作腕部指总伸肌腱炎。这是一种劳损引起的无菌性炎症,主要表现为病人腕部疼痛,手背肿胀,动作不自如,活动时还会有细微的摩擦音。

这种病不仅插秧的人会得,凡不断重复手和手指动作的人(如木工、钳工、包装工、洗衣工等以及割麦、割稻的农民)均容易患上此病。

预防措施有:

劳作1小时后要松松手,甩甩手腕,并在手背上按摩一下,以促进手部血液的循环,并使手腕肌腱得到放松和休息。

治疗:

1.尽量减少手腕活动。

2.用热毛巾敷手背,3～5分钟换1次毛巾,多换几次。也可将双手浸泡在温水里,早晚各1次。

3.外擦松节油,每天3～4次。

4.敷贴伤湿止痛膏。

5.内服小活络丹,每次1丸(小丸服3克),饭前用黄酒或温开水化服,1日2次。孕妇忌服。

6.亦可打"封闭"针。

发生"弹响指"怎么办

我们平时的手指是屈伸自如的。可有的人在弯曲手指时,手指会突然停留在半弯曲的状态,若用力屈指,就会感到手指如射击时扳枪机一样跳过去,同时发生弹响。这就是"弹响指"或"扳机指",医学上称之为"腱鞘炎"。

弹响指常见于用手指劳作的人,如纺织工人、家庭妇女、编织人员。通常好发于拇指、中指和无名指。

有弹响指的人,早期只是在晨起或工作劳累后感觉手指活动不便、手掌酸痛。病程较长的才发生弹响的声音,患处还能摸到硬结。

预防措施有：

1. 长期从事某一姿势劳动的人，要有适当的休息时间。休息时，可按摩自己的手指、手掌，即沿手指尖轻轻按压至手掌部，这样反复按摩三四次，然后再让手指做屈伸活动。

2. 劳动时，应该双手轮换用力，交替工作，避免一只手过度用力。

3. 每天劳动后，用温水洗手，以促进血液循环。

4. 冬季要注意手的保暖，避免手指在僵硬的状态下工作而损伤腱鞘。

治疗措施有：

1. 自己对患指按摩，然后将患指拔伸，再轻摇患指掌关节，各 30 次，每日 1～2 次。

2. 内服小活络丸，每次 1 丸，日服 2 次，饭前用黄酒或温开水化服。孕妇忌用。

3. "封闭"针的疗效较好，隔 1 周封闭 1 次，需连续治疗 3～4 次。

4. 病程长者可施行鞘膜切除手术。

5. 每日早晚在病指上热敷 10 分钟，对改善症状十分有益。

桡骨下端骨折后怎么办

桡骨下端骨折是常见的骨折。当人突然滑倒时，往往会肘部伸直，手掌着地。由于体重向下的力量与地面向上的反作用力，作用于桡骨下端而引起骨折，这种情况多见于中老年人。偶尔，拖拉机手和汽车司机拉动发动轴杆时，如果轴杆突然回击桡骨下端，也可能会引起骨折。

桡骨下端发生骨折后，除了疼痛和腕关节活动有障碍外，骨折处有"餐叉"样畸形——手像吃西餐用的叉子。轻轻触摸时，还会有"咔嚓""咔嚓"的骨摩擦音。当然最好是通过 X 线来明确诊断。

桡骨下端骨折后一般首先要复位，并以石膏固定骨折处。如无特殊情况，大约 40 天就能治愈。

1. 石膏固定好后，一般从第二天起就应开始锻炼患肢。例如，将手指握起、伸开，并尽可能地伸直手指。患肢也要在健肢的帮助下，做前屈、后伸、内收、外展等活动。这种锻炼活动通常每日进行 1～2 次，每次活动 10 下左右或更多一些。还应常用健侧手按摩患肢手指：向心脏方向推，不要来回按摩。

2.夜晚睡眠时，宜将患肢抬高一些。

3.每天上举肩关节多次。

4.骨折后，要多补充一些含钙、蛋白质的食物，如骨头汤等。

石膏拆除后，要在医生的指导下多做按摩和功能锻炼活动。一定要训练实用技能，如拿东西、穿脱衣、梳洗、书写等，即使患肢有疼痛，亦应坚持去做。

脚踝扭伤怎么办

脚踝扭伤主要是因踝关节超过正常活动范围而致。如从高处跌下或跳跃运动时，因足底外缘着地而造成了扭伤；或不小心踩了砖块、石子，或下楼、下坡时不慎使脚踝内翻，甚至有因穿高跟鞋走路不稳而致扭伤。

脚踝扭伤的人，走路会感到疼痛或不能走路，踝部有肿胀且压痛明显。

治疗措施有：

1.扭伤后，用白酒做湿冷敷，以减少血肿形成和减轻疼痛；也可用冰水湿敷或浸泡患部约 20 分钟，同时抬高患肢。

2.用白酒将云南白药调成糊状，外敷伤处，每天或隔天换药 1 次。

3.用鸡蛋清调七厘散或三七粉外敷，每天或隔天换药 1 次。

4.外搽舒筋药水或贴敷伤湿止痛膏、麝香虎骨膏等。

5.伤后 1～2 天，可用热醋或热水熏洗患处。

注意：扭伤后，疼痛剧烈的或见脚踝畸形的，或疑有骨折的，应及时就医。

"脱力"以后怎么办

由于劳动过度而引起的身体倦怠、四肢无力称之为"脱力",可用下法调理:

1.糯米 0.5 千克,黄酒 1000 毫升,鸡蛋 4 只。先将糯米洗净,再和黄酒、鸡蛋一起放在大碗里。隔水蒸熟食用(1 天分几次吃完)。必要时,可隔 1 个星期后再按照上法吃 1 次。

2.仙鹤草 15 克,煎汤内服,连服 7 日。

3.白鸽 1 只,洗净、切块,与怀山药 50 克、玉竹 50 克,一起炖熟,吃肉喝汤。连服 3 日。

落枕以后怎么办

睡眠时,枕头不合适或头部受了凉;搬重物时,不慎迅速转动头部,都可能引起落枕。

落枕的人,不可轻易让人做"端颈"治疗,但可以:

1.边热敷、边轻轻转动头部,使扭伤情况得到缓解。

2.在颈后部按摩、艾灸和拔火罐。

3.贴伤湿止痛膏也有效果,最好在热敷后贴。

4.将浸于适量米醋内的纱布敷于患处,然后用热水袋放在纱布上热熨 20~30 分钟。

5.有一偏方可试用:葛根 30 克、菊花 15 克、生白芍 24 克、柴胡 12 克、生甘草 9 克,加水煎,取药液适量再加入红糖 30 克,调服 1 次。服下后,卧床休息 1 小时,每日 1 剂,需服 2~4 剂。

擦伤以后怎么办

跌倒后,皮肤会发生擦伤。轻的擦伤,仅有"清水"或隐血渗出,可在伤处涂些鱼肝油(将鱼肝油丸剪破)或红药水,过几天就会好的。若伤处表面较脏,则应先用凉开水冲洗干净,再涂上药。

较重的头、胸部擦伤或范围广泛的擦伤,要请医生处理。

挫伤以后怎么办

由于碰击、冲撞、摔倒或硬物打击等原因导致的挫伤,受伤部位会出现疼痛、肿胀、青紫,但皮肤并没有破裂。

处理的方法是:

1.冷敷:使皮下出血停止并止痛。冷敷3～4小时后,再热敷。

2.疼痛剧烈时,可口服止痛片,也可服用七厘散或云南白药等。成人每次可用白开水调服云南白药1份。

3.不要揉搓患处。

4.鲜木瓜烤熟后、捣烂,趁温敷于患处,每日敷2次。

5.中药红花100克,用黄酒拌炒至半焦,研为细末,以米醋调敷患处,早晚各换药1次。

6.海马焙干,研末,每次服3～6克,用温黄酒送服。

7.脑部、胸部、腹部、腰部及关节部位的挫伤,容易伤及内脏及深部组织,如病人有头脑不清、呼吸不畅、疼痛剧烈的,都要急送医院治疗。

刺伤以后怎么办

不小心碰了尖锐的东西(如针、铁钉、竹棍、玻璃等),会造成刺伤。刺伤的特点是:伤口小而深,不可因其出血不多、范围不大而忽视了及时处理。对于较浅的小伤口,涂些红药水或碘酒就行了。

刺伤发生后,常会在伤口留有异物(如针尖、铁屑、竹刺、玻璃碴等),所以需详细检查伤口,首先要拔出异物或用干净的针头将异物挑出来,然后再上药,包扎好伤口。

伤在重要器官(如眼睛)的,或伤口较深,或异物存留在重要器官及其附近的,或被锈铁钉、脏东西等刺伤的,要及时请医生处理。

注意:不要在伤口上乱涂泥土、香灰或覆盖其他不干净的物品。

割伤以后怎么办

假若被刀子或锐利的金属割破皮肤而流血,谓之为割伤。收割稻、麦或割草打柴时,最易发生割伤。

对出血不多且又不太脏的小伤口,可涂些红药水,再用消毒纱布包扎即可。对较大且较脏的伤口,应在涂抹红药水后,再撒上消炎粉,最后包扎。注意:止血,可就地取鲜稗草(洗净)连根捣烂,外敷;亦可取丝瓜叶或西瓜叶,晒干,研成细末洒在伤口上,敷后包扎好,有止血粉更好。有医学杂志报道,出外旅游不小心碰破皮肤时,若身边没有药,可将香烟丝贴在伤口处,能止痛止血。不过,如果伤口很深或伤口沾有粪便、污泥、铁锈的,或可能伤及重要脏器或血管或可能被破伤风杆菌或其他病菌污染的,要一面救治,一面请医生做进一步的处理。

肉中有刺怎么办

生活中有时不小心会发生"肉中刺",下列方法或可帮助"挑"出表浅的刺来。

1. 植物软刺,如仙人掌之类的软刺:可用一块伤湿止痛膏贴在有刺的部位,再将患处放在灯泡旁烘烤一下,而后快速地将伤湿止痛膏揭去,软刺就会被连带拔出来。

2. 竹木刺:如果扎进了竹刺或木刺,可先在有刺的部位滴上一滴风油精,然后用针将刺轻轻挑出,即可。由于风油精有消炎作用,所以一般伤口不会发炎、化脓。

3. 铁刺:机械加工工人如被毛刺、铁屑刺入,可先在患处皮肤表面用针拨开一条细缝,然后再将磁铁放在细缝上。这样,铁屑就会被磁铁吸出。

4. 鱼骨刺:洗鱼时,手若被刺进了鱼刺,可用棉球蘸点醋,放在有刺的部位,然后用橡皮膏贴好,鱼刺就会被粘住拉出。

5. 试用"浸湿法""滴油法"除刺:假如刺在手上,可先将手浸泡于热水中(若刺位于身上则应先洗热水澡),而后用厚些(如双层)的餐巾纸擦拭皮肤,伺机把"肉中刺"挤压出来。也可在扎刺周围的皮肤上滴一些植物油,待皮肤软化后,再用镊子夹出异物或用消毒针将刺挑出。

6.有条件的应及时就医。

烧烫伤以后怎么办

如果不小心,大人、孩子都可能被火烛烧伤或被开水、热粥等烫伤。

轻的烧烫伤可致皮肤发红、肿胀,有辣辣的痛感。较重的烧烫伤可致皮肤起水泡;更严重的烧烫伤可致皮焦肉烂,危及病人生命,必须及时治疗。

家中遇到轻的烧烫伤,可以采取下列措施:

1.立即将受伤处浸泡于凉水中,也可在受伤处涂抹肥皂液。

2.用药棉蘸温盐水清洗创面,然后抹上清凉油或消炎膏,再用干净的布包扎好。抹药时注意,不要把伤处的浮皮擦掉。

3.也可用鸡蛋清涂抹伤处,或与等量的芝麻油调成胶状,涂之(痛时就涂);或用生鸡蛋里的膜皮敷盖伤处。

4.也可在伤处抹些含有中药成分的牙膏,能止痛和防止感染。

5.也可将鲜南瓜捣烂后敷于患处,或用苦瓜瓤涂于患处。

6.也可用鲜豆腐加白糖(2∶1 的比例)调匀后,敷在患处。

7.有小水泡的可不必弄破水泡;大水泡可用缝衣针在火上烧一烧,待针的温度凉后,将水泡的下端刺破,让水泡里的脓液流出来,再上药、包扎;同时注意保暖患处和让病人多喝些温水。

8.有条件的,如家中有备用药的,可将治烫伤药膏直接涂抹患处,隔3～4 小时再涂 1 次。

手上起水泡怎么办

劳动工具若使用不当,手上有时会磨出水泡来。起水泡后,不要随便地将水泡挑破,以防被病菌感染而化脓。一般来说,小泡可以不去管它,过几天就会好的。如果水泡较大,可先洗净周围的皮肤,再用烧灼过的缝衣针从水泡的下边向上将它刺破,让脓液流出来,然后再搽一点紫药水,并用干净的纱布包扎有水泡处。

劳动前,在手掌里适当抹些油脂,有预防起水泡的作用。

手掌脱皮怎么办

有些人的手掌会有季节性或长年的脱皮症状,往往还会因手掌痒痛而影响生活、工作。皮肤科专家认为,此症可能为汗疱症、手癣、手部湿疹、进行性指掌角化症、剥脱性角质松解症或接触了过多的化学物品而引起的。最好请医生对症治疗。

家庭治疗时,可试用:

1.将去皮的大蒜瓣捣成蒜糊,每日早晚涂敷患处。

2.将生地 30 克、玄参 30 克放入大茶杯内,用开水泡开饮用,日饮数次,每日 1 剂,连用半个月。

3.取甘草 50 克,泡于 100 毫升白酒中,2 天后过滤去渣,再在滤液中加入等量甘油,混匀后涂于患处,每日 2～3 次。

4.对单纯性汗疱症,可用干葛 60 克、明矾 15 克,加水 2000 毫升,煮沸,待水凉后浸泡手部。

5.治汗疱症的药方:熟地 20 克、山药 15 克、山茱萸 10 克、丹皮 10 克、泽泻 10 克、茯苓 15 克、防风 15 克、蒺藜 30 克,加水煎煮服用,每日 1 剂,分 2 次服,连服 3～5 剂。

6.因癣与湿疹引起的脱皮,应及时去医院就诊。

7.剥脱性角质松解症等可用 15％尿素霜或 5％硫黄霜外搽,每日 2 次。

8.因接触酸、碱、灰、石等物品引起的,除做好劳动保护或定期换岗外,可在手掌上搽些油膏。

9.洗净双手,将维生素 C 注射液倒在手掌上擦匀,待药液干后洗净,每日擦 2 次,每次 2 毫升。数日可愈。

10.夏季手脚会脱皮,这时,可涂一些鱼肝油软膏来保护新生的表皮,并减少洗手脚的次数。

11.温水洗后,在脱皮处搽点开塞露,早、中、晚各 1 次。

12.适量服用维生素 A 和维生素 B。

汗脚和脚臭怎么办

有的人脚汗很多,甚至是一年四季脚都汗淋淋的,不仅自己深感不适,而且往往因脚汗味较重,不敢在人前换鞋。

防治汗脚,就要经常洗脚,冬天每晚都要洗,夏天更要勤洗。有的汗脚与扁平足有关,宜先纠正扁平足。

治疗汗脚和脚臭的方法是:

1.购买复方乌洛托品粉,每晚洗脚后在脚掌扑撒一些。

2.白矾、食盐各 20 克,加水 1500 毫升,煎后以温水泡脚,每晚1 次。

3.白萝卜或萝卜片适量,煎水洗脚,每晚 1 次,洗后用萝卜片敷脚。

4.在洗脚水中加入半瓶啤酒,泡脚 15 分钟,隔日 1 次,共用2～3次。

5.韭菜 150～200 克,加水 1500 毫升,煎后以温水泡洗,每周1 次。

6.在洗脚水中加入米醋 15 毫升,泡洗 15 分钟,每晚 1 次。

7.取橘子皮(每次 2～3 只橘子,剥皮)放入开水中,待水温,泡脚20 分钟,每日 1 次,连用数天。

8.将苦参 100 克,花椒 30 克浸泡在 300 毫升的老陈醋中,5 天后启用,脚于热水中泡洗 15 分钟,再用药棉蘸药液涂搽脚掌,每晚睡前搽药 1 次,连搽数天。

长了鸡眼怎么办

鸡眼是一种常见的皮肤病。往往是因为穿鞋太紧、足畸形或长途步行,使脚底和后跟的皮肤长期受到压迫和摩擦而引起的。

处理的方法:

1.贴鸡眼膏。

2.剥下新鲜香葱(又名青葱)近根部的白色鳞茎上最外层的薄皮,贴在鸡眼上面(患处先用温水洗过并擦干),用胶布固定。一昼夜后,鸡眼处压痛即可明显减轻或消失。第二天继续用上法,如此多次重复,可使鸡眼周围的皮肤发白、变软,最后自行脱落。

3.用一级茉莉花茶叶 1～2 克,放在口内嚼成糊状,敷在鸡眼处,再用胶布贴好,每日换药 1 次,三五次可使鸡眼脱落。

4.将鲜蛋煮熟,取蛋黄熬油,涂于鸡眼上,每日 2～3 次。

5.乌梅肉 2 粒,盐水浸泡一昼夜,捣烂如泥膏状,取少许贴鸡眼上,四周用胶布围护,每日 1 次。

6.睡前用热水泡脚,刮去软化的角质,取比鸡眼稍大的新鲜生豆腐块贴上,四周包上塑料布,并用胶布贴好。每日 1 换,连用 3 次,有效。

7.取六神丸 10 余粒,研成细末,加醋调成糊状。将鸡眼处皮肤洗后,去角质,涂上药糊,以胶布固定,隔 3 日换一次药。

生了冻疮怎么办

冻疮是冬季常见多发病,多发生在手、足、耳、鼻和面颊等部位。

预防冻疮,最好的办法是注意保暖,经常进行耐寒锻炼,并经常搓耳、搓手、搓脚、搓脸。不穿过小、过紧的鞋袜;衣、鞋若潮湿,要及时更换。

冻疮初起,可用下法治疗:

1.用 70％蜂蜜、30％猪油调配成软膏,厚搽冻疮处。

2.红辣椒煎水擦洗皮肤,有防治冻疮的作用。

3.用辣椒酒(将红辣椒泡在白酒里)外搽冻疮处。

4.煮熟的萝卜,趁热,切片敷于冻疮处。

5.冻疮部位外搽煤油,每日 2～3 次。

6.山楂1～2个,烤熟,捣烂成泥,去籽,外涂之。

7.将少许十滴水倒入手中,在冻疮部位按摩,每日数次。

8.取人丹1包,研成粉末,加入雪花膏10克,调成糊状,临睡前涂抹患处。

9.冻疮出现溃烂者,应先清洁疮面,再在溃疡面上撒适量白糖,外加纱布包扎好,每日换药1次。

10.冻疮溃烂时,可取蜂蜜7份、炼过的猪油3份,搅匀,涂于患处,外用纱布包扎;也可用熟鸡蛋黄熬油,外敷破溃处。

11.取云南白药,均匀地撒于冻疮破溃处,并包扎,每日1～2次。

12.取兔毛50克,烧灰存放。先用胡萝卜煮水,洗净溃烂处;然后在兔毛灰中加入芝麻油,调成糊状,将药糊涂于患处。

夏季,可用鲜生姜外擦昔日生冻疮的部位,每日2～3次,可避免冬季冻疮的复发。

手足开裂怎么办

经常在露天工作,经常受风吹、水浸或接触泥沙等物的人容易发生手足开裂。有手脚癣、鱼鳞癣、掌跖角化病的,也容易出现此症状。

常发生手足开裂的人,平时应少用或不用洗衣皂、碱水和冷水。手足若接触泥沙或用过肥皂后,要及时洗净、揩干,并涂上护肤油脂,如蛤蜊油、凡士林、甘油等。常摩擦双手可促进皮脂的分泌,减少开裂。

1.平时多吃蔬菜、水果,可适当服用鱼肝油等。

2.手足已经开裂的,可涂抹愈裂软膏,有缓解疼痛的作用。

3.将煮熟的马铃薯(土豆)捣碎,糊在裂口上。若在土豆糊里加些油脂,效果会更好。

4.将熟香蕉捣烂成泥状,涂于手足开裂处。

5.用治裂膏、四环素软膏等涂于手足开裂处。

6.用温水洗手脚,擦干后用脱脂棉蘸酒酿汁,反复擦患处3分钟,早晚各1次。

60

7. 将维生素 A 丸刺破,将丸内液体涂抹患处(1 丸可用数次)。

8. 易发生足跟裂的人不要直接穿纯棉袜,可先穿尼龙袜或丝袜,再在外面穿一双棉袜。

足跟痛怎么办

许多中老年人都有足跟痛。对此,可试用下法:

1. 用米醋约 1000 毫升,烧至温热,倒入盆中,趁热将脚浸入其中,每日浸洗 0.5～1 小时。连续浸泡 1 个月。

2. 用医院里的输液瓶装上稍热的水,放在地上用患足来回滚动瓶子,每次滚动 100 下,每日滚动 2 次。

3. 鸡脚爪 250 克,桑枝 15 克,加水适量,一次食完,炖汤食用,隔日 1 次。

4. 用艾条在足跟疼痛处灸 15 分钟,并外贴伤湿止痛膏,每 2 日治疗 1 次。

5. 走路时,暂时不用足跟着地,晚上用热水浸泡足跟,水中放入一些盐、葱根或蒜瓣。

6. 有空就握拳敲击患处若干下。

7. 经验方:鲜牛尾 500 克,水焯一下,捞出。将中药熟地 20 克、牛膝 6 克、肉粒 6 克,用纱布包好;另加黄酒 30 毫升、鲜姜 3 片、盐少许,用水 1000 毫升慢火煨烂,吃肉喝汤,经常食用。

被蛇咬后怎么办

世界上的蛇类有 2400 多种,其中有 400 多种是毒蛇。在我国近 180 种蛇类中,有毒的约有 50 种。不过,若不小心被毒蛇咬伤,必须予以紧急救治。因为有的蛇毒危害极大,可能几分钟就能置人于死地。

1. 预防蛇咬:到密林草丛中去时,宜穿长裤,不宜穿草鞋、凉鞋,宜用棍棒"打草惊蛇"式地开道,并随身携带必要的救治物品。

2. 毒蛇咬人后,会在皮肤上留下一两个圆点,当时伤口可能不大疼痛,但会越来越痛,并出现中毒现象。无毒的蛇咬人后会在人的皮肤上留下一两排细牙痕,当时伤口很痛,后来疼痛会慢慢缓解,也无其他症状。分清这一点很重要。

3. 一旦被蛇咬了,最简便的救治方法是迅速用碘酒清洗伤口内外。若是被无毒蛇咬伤的,这样做,具有消毒、防感染的作用;若是被毒蛇咬伤的,这样做,有破坏毒性、减轻中毒的效果。若当时身边没有碘酒,也可用大量冷茶、冷开水冲洗伤口。

4. 立即内服"蛇药片",要服足药量。例如,"南通蛇药片"(即"季德胜蛇药片")首次服 20 片,以后每隔 4～6 小时服 10 片,同时用温开水将蛇药片调成糊状,涂在伤口周围约半寸处(凡伤口周围肿的地方都要涂药,但不要涂在伤口上)。症状严重的,还要加大服药量(如加服 10 片或加服"解毒片"),并缩短服药时间。同时要多喝开水。

5. 如为毒蛇咬伤,要立即在伤口上方(近心端)5 厘米处用布带、绳子或橡皮条扎紧,不让蛇毒随血流至其他部位。注意:需 15～20 分钟松开扎紧处约 1 分钟,然后再扎紧,反复这样做,可以预防肢体因缺血而坏死。再次绑扎时,扎的位置要比前一次离近心端更近一些。

6. 如是被毒蛇咬伤,在做上述处理的同时,将刀片或小刀在火上烤一下,待凉,以蛇咬的齿痕为中心做十字切口,接着挤出毒液,最好用吸奶器或用拔火罐的方法将毒液吸出,反复几次,直到挤尽、吸完毒液为止。在特殊情况下,也可用嘴吸(嘴中必须无溃疡和破损处),吸出的毒液要立即吐掉,不可咽下。吸完后,要用清水漱口。

7. 毒蛇咬伤是急症,应尽快请有经验的医生救治。

被蜂蜇伤后怎么办

刺人的蜂类主要是蜜蜂和黄蜂(俗称马蜂、胡蜂)。

人被蜇伤后,应当:

1. 设法挤出毒刺。

2.可用拔火罐的方法吸出毒汁(黄蜂的毒汁较厉害)。

3.如为黄蜂所蜇,可在伤口处抹些食醋或稀盐酸。有一教授传授秘方:黄蜂蜇后,5分钟内在患处涂抹苔藓就没事。用洋葱头切片摩擦蜇伤处,也有止痛消肿的作用。如为蜜蜂所蜇,则应涂抹肥皂水、碱水、5%~10%的氨水或苏打水。

4.可将韭菜、苋菜或马齿苋、野菊花叶(均洗净)捣烂、外敷伤处;也可用药物牙膏涂抹被蜇处。

5.用牙膏涂抹被蜇处。

严重的蜇伤,要按照说明书服用蛇药片;若被蜇伤多处或蜇后出现气喘、昏迷的,要及时去医院诊治。

被蝎子蜇后怎么办

蝎子尾巴有一个尖锐的钩,与一对毒腺相通。蝎毒的毒性较大,若被蜇中,伤口有剧痛,伤口处会出现肿胀、水泡甚至局部坏死。

处理方法:

1.扎紧被蜇处的上方,防止毒液随血液流向近心端。

2.设法拔出毒钩后,在伤口周围用力挤出毒液来。

3.在伤口周围的皮肤上涂抹淡氨水、碱水或浓肥皂水。

4.可将大蜗牛捣烂,涂敷于伤口。

5.可将蛇药片以清水化成糊状,涂在伤口四周(不要涂到伤口上),并内服蛇药片。

6.小儿被蜇伤或出现恶心、呕吐、体温下降、出汗、昏睡的,应及时请医生诊治。

被蜈蚣蜇后怎么办

蜈蚣头部有一对腮脚,内有毒腺开口。咬人时,毒液可流至伤口内,伤口局部会出现肿胀、疼痛。

处理方法:

1.蜈蚣的毒液呈酸性,因此可用氨水、肥皂水、石灰水或苏打水冲洗或湿敷伤口。

2.取雄鸡冠血数滴涂于伤口上。

3.取出公鸡口内的涎沫,涂于被蜇处。

4.生芋艿捣烂、敷贴被蜇处。

5.将丝瓜或丝瓜叶捣烂,敷于患处。

6.症状较重者可内服蛇药片。

被"洋辣子"蜇后怎么办

刺毛虫俗称"洋辣子""八角毛"。被"洋辣子"蜇伤后或接触了"洋辣子"的毒毛,患处会出现疼痛、刺痒、起水泡。应该怎么处理呢?

1.用橡皮膏粘出刺在皮肤上面的毒毛。

2.在被蜇处滴几滴食用油,再用硬而光滑的物件在被蜇处附近顺一个方向刮,直到灼痛明显减轻或消失为止。

3.也可用"洋辣子"体内的汁液抹涂患部。

4.点燃火柴,用火焰熏烤蜇伤处,连烤2~3次,以不灼伤皮肤为度,烧去了刺毛即可止痛。

被蚂蟥叮后怎么办

蚂蟥也叫水蛭,身体两端各有吸盘1个,可附着于皮肤吸血。

1.蚂蟥咬吸在皮肤上时,不可强行将它拉下,以免损伤皮肤。

2.可用手掌轻轻拍击叮咬部位的周围,或用食盐、白酒、烟油、肥皂、辣椒、尿液、唾液等使之脱落,然后用干净的纱布或手帕按住伤口,一会儿便可止血,再涂些碘酊,包扎起来就行了。

3.如蚂蟥进入鼻孔或阴道,可于患处周围涂上蜂蜜或芝麻油,待其爬出体外后,再将其去除。

4.蚂蟥常生活在水田、河沟、池塘里。为防止被其叮咬,不要到河里洗澡、洗衣。在去可能有蚂蟥的水田里劳动时,应在脚上、腿上涂点肥皂、烟油或驱蚊油。

被狗咬了以后怎么办

在农村和城市,养狗的人相当多,人被狗咬的概率也相当高。有统计称,我国一中等城市半年内有 4931 人被狗咬伤,情况相当严重。

被狗咬后,伤者不仅平添了痛苦,影响了劳动,增加了医疗开支,而且有时还会因感染了狂犬病毒而遭丧生之祸。

我国每年有几十万人因被动物咬伤而患上狂犬病。一旦发病,死亡率百分之百,所以被狗咬后,必须认真处理伤口。

1. 狗咬(或狼咬、猫咬、鼠咬……)以后,应立即用身边的净水甚至尿液来冲洗伤口。如果身边没有可用的能冲洗伤口的液体,也可用口吸出污血,但不要采用挤压伤口出血的办法;然后用 3‰～5‰ 的碘酒涂于伤口上。就地、立即、彻底地冲洗伤口是救治的关键一步。

2. 伤口被狗咬得深的病人,要请医生做清创处理。记住:请医生处理前,不要自行包扎伤口。

3. 到防疫部门及时足量地注射人用狂犬疫苗。

如何防治稻田皮炎

在拔秧、插秧季节,由于脚长时间地浸泡在温度较高且又施肥不久的水田里工作,手脚会出现红疹、水泡甚至皮肤溃烂,这就是稻田皮炎。

防治稻田皮炎,应当:

1. 下秧田前,将手脚浸泡在 2‰ 的明矾水溶液中 5 分钟。

2. 上午、下午歇工后,将洗净的手脚浸泡于明矾水中 15 分钟,让其自然干燥。

3. 调整出工时间,避免在气温高的中午下田,以减轻水温对皮肤的刺激。

4. 最好是实行干湿轮流作业,以减少手脚浸水的时间。

5. 已患有稻田皮炎的,可取尿素 150 克,加冷开水 500 毫升,于下水及睡觉前浸泡患处 5 分钟。连用 3 天,有较好的治疗效果。

6.取煮粽子后的热汤 500 毫升,趁热加入明矾末 100～150 克,冷却后装入容器,密封备用。用时搅匀,用药棉蘸涂患处,早晚各涂 1 次。

7.大蒜 60 克(捣成糊状),雄黄 20 克,加温开水 1000 毫升,稀释后搅匀,外搽,每日 3 次。

如何防治谷痒症

在收割水稻、谷子、高粱以及脱粒、翻晒粮食时,容易发生谷痒症。

谷痒症主要是被恙螨类昆虫叮咬或被农作物霉菌感染而致。得病后,皮肤有瘙痒,并出现红斑、风团或丘疹。

预防谷痒症的方法主要是常洗澡,经常换洗衣服;在收割、翻晒、脱粒等劳动过程中戴帽和穿长袖外衣、长裤等。

治疗:

1.保持皮肤清洁。皮肤发痒后,及时将皮肤上的恙螨类昆虫清洗掉,并涂上痱子粉、爽身粉。

2.外涂风油精。

3.采集新鲜马齿苋或野菊花或南瓜叶,将其洗净后,捣烂,敷于患处。

4.如皮肤损伤较重且有感染时,患者要及时就诊,请医生采用消炎、止痒、抗过敏的药物治疗。

如何防治麦芒皮炎

在收割麦子的时候,四肢、背部等暴露在外的皮肤,容易因受到麦芒的刺激而发生麦芒皮炎。

得这种病的人,轻者可出现皮肤发红,有针头大小的皮疹,皮肤瘙痒;重者皮肤还会出现红斑、水泡,疼痛和瘙痒症状加重。由于妇女、儿童皮肤娇嫩,故其发生麦芒皮炎的概率会更高一些。

防治方法有：

1.在收割麦子和给麦子脱粒时,要穿长袖外衣、长裤,保持皮肤清洁。

2.发生麦芒皮炎后,要用温水洗净患部,然后涂上红药水。

3.用薄荷叶煮水,清洗皮肤。

4.洗净患处后,抹些痱子粉或涂些痱子水。

5.甘草30克,食盐15克,用1000毫升水煮沸,待凉后,擦洗患处。此方加10克花椒同煮,效果更佳。

6.症状严重者,可服用抗过敏药物或去医院。

如何防治菜农皮炎

菜农易患菜农皮炎,该病发病高峰季节与蔬菜种植的繁忙季节相一致。主要发病原因是：

1.菜农在挑水、浇灌、施肥或采摘蔬菜时,两脚经常接触粪水、污泥以及潮湿的菜田地面。皮肤由于浸渍而发白、发痒,再加上受到菜田里农药、化肥的刺激易发生糜烂,形成浸渍性皮炎。

2.与接触粪肥有关。钩虫是人体里的一种寄生虫,当使用未经腐熟的粪肥浇菜后,虫卵在适宜条件下就会发育成丝状蚴虫。这种蚴虫在潮湿的泥土里可以生活几个月,接触到人的皮肤就会趁机侵入而发生钩蚴皮炎。发病初期,即可出现皮肤瘙痒,接着还会出现红肿、丘疹、水泡。

防治方法：

1.加强个人防护,下菜田劳动时尽可能不赤脚,并减少直接接触水、泥土和潮湿地面的机会。粪便进行无害化处理,不使用生粪施肥。

2.治疗钩虫病病人。

3.病情较轻的浸渍性皮炎病人,可在洗脚后扑些干燥性的粉末,如滑石粉等;出现化脓性感染的病人可涂抹四环素软膏或红霉素眼膏。

4. 对于钩蚴皮炎,初期可用"热疗"。因钩虫幼虫侵入皮肤后,在24小时内有90%以上的幼虫停留在局部皮肤,故用热水浸洗、艾叶熏洗等办法能将这些蚴虫杀死,但要将皮肤浸泡30分钟或熏洗10分钟。

如何防治桑毛虫皮炎

桑毛虫又称桑毒蛾,因其毒毛引起的皮肤病称为桑毛虫皮炎。在蚕桑种植区和果树园林区的工作人员最易发病。

每只老熟幼虫身上可有200万～300万根毒毛。毒毛为一空心管道,内含毒液。这些毒毛极易脱落。由于毒毛微小,故能随风飘荡,污染枝叶及其他物体。人去采桑、摘果或毒毛飞落在被褥、衣物、尿布上面,经人体接触后就会发生皮炎。

主要症状是皮肤奇痒,有皮疹。

防治方法有:

1. 消灭桑毛虫。

2. 去桑园、果林劳动前,要头戴帽,颈围围巾,衣服穿厚实一些。

3. 不在有桑毛虫的树下晾晒衣物和乘凉,刮风时要防止毒毛吹入室内。

4. 劳动后,要及时将沾有毒毛的衣服脱掉、洗净。

5. 患病早期,用橡皮膏在患皮疹的部位反复粘贴以粘去毒毛,然后用3%～5%的碘酒涂搽。

6. 避免抓搔患处,避免热水和肥皂刺激皮肤。症状严重时,请医生使用止痒和抗过敏的药物。

如何防治松毛虫皮炎

松毛虫是寄生在松树上的一种毒虫,当人的皮肤接触松毛虫幼虫身上的毒毛或茧上的毒毛后,可引起皮炎。主要表现为皮肤上出现黄豆大小淡红色至深红色的疱疹、风团或丘疱疹,有剧烈刺痒,甚至发生关节红、肿、疼、痛等。

早期,可反复使用胶布敷贴患部。拔除毒毛,再用草木灰水或肥皂水清洗,然后再用一些抗过敏的药物如口服苯海拉明或扑尔敏,并用痱子粉加适量的冷开水摇匀后外搽,或用石榴皮 200 克、加水 2 升煎煮后浸泡。皮炎严重者应及时就医。

预防方法:如果进入有松毛虫的松林,应穿着防护衣帽,扎好袖口、裤脚,并戴口罩。如居住在有松毛虫的地方,不可在树下玩耍及晒衣,在刮风时还应关好门窗,以防毒毛飘入室内。

有了粉刺怎么办

粉刺就是痤疮,又叫青春疙瘩,好发于青年男女的面部。一般认为,如果皮脂分泌过多而又不能及时被清除,或者皮脂堆积在毛囊口的排泄管内,就会形成粉刺——这常与体内的性激素的分泌有密切的关系。

有粉刺的人,要少吃糖和油脂食物,多吃蔬菜、水果,并保持大便通畅,保持身心愉悦。长粉刺者,夏天最好不搽化妆品;冬天可用温水、香皂洗脸,搽些油性较小的雪花膏,但不宜再搽香脂。

若粉刺化脓时,应及时就医。切忌用手挤挖脓头,避免炎症扩散或皮肤出现瘢痕。

粉刺的治疗,可用下法:

1. 马齿苋,每次 15～30 克(鲜货加倍),煎汤外洗,每天 2 次。

2. 将新鲜的、切开的黄瓜涂于面部患处,每天数次,每次 4～5 分钟,连用几天。

3. 将硫黄皂轻轻抹于脸部,2～3 分钟后再用热水洗去,每天坚持做。

4. 苦杏仁数枚研为细粉,加入鸡蛋清,调成糊状,晚间涂搽,清晨洗去。

5. 将绿豆煮成糊状,待凉,晚上洁面后涂于患处,1 小时后洗去。

6. 将大白菜叶摊平,用酒瓶轻轻碾压,待菜叶呈现糊状后,将叶片覆盖于脸部,让叶片的养分浸透到皮肤毛孔内。隔 10 分钟更换 1 张大白菜叶,每晚 1 次。

7.清晨,在洗漱前用自己的唾液涂抹患处数次。

8.粉刺露外用也有效。

9.亦可涂抹氯霉素眼药水,每日 3 次,连用 1 周。

长了雀斑怎么办

人们都希望自己有一张洁净的面容,可是雀斑却有碍容颜美丽。它虽然不痛不痒,对身体健康没有影响,但有时却会给人带来心理压力。

雀斑除发生于面部,尤其是鼻子附近外,还会发生于颈、手等外露部位。通常它为大头针般大小的圆形或椭圆形的褐色斑点,不高出皮肤。

一般认为,此病与遗传及阳光照射有关。

目前,还没有防治雀斑的理想方法,但以下方法有助于减轻它的产生:

1.防晒。春夏季节外出时,要注意戴遮阳帽或打太阳伞,或在雀斑易发部位涂抹防晒品。

2.多吃新鲜蔬菜和水果,少吃油炸及刺激性食物,避免饮用含大量色素的饮料。

3.可服用维生素 C,每次 300 毫克,日服 3 次;维生素 E,每次 100 毫克,日服 3 次。

4.睡前,将 1 粒维生素 E 胶丸刺破,用胶丸的液体涂抹并稍加按摩,连用 2~3 个月。或用维生素 B_6 针液涂抹患处,日涂 3~4 次,愈后不留痕迹。

5.涂抹一些有营养性的化妆品,有利于减轻雀斑的色泽。劣质化妆品会加重雀斑的程度,禁用。

6.单方。

(1)老陈醋 20 毫升,蜂蜜 20 毫升,糯米粉 20 毫升,混合调匀,于每晚睡前洗脸后,先用 3% 双氧水轻抹一下,再涂上混合液,次日晨起洗去。

（2）芫荽（香菜）适量，煎汤洗脸，常用之（敏感肌肤慎用）。

（3）洗脸后，涂抹一些草莓汁，5 分钟后洗去（敏感肌肤慎用）。

（4）将茄子切成片，涂敷患处 2～3 分钟，每日 3 次。

（5）多喝柠檬汁，并用柠檬皮擦患处。

（6）蛋清中加 1 勺白糖和 1 勺蜂蜜，调成糊状，涂敷约半小时，洗去。

（7）适量的西红柿汁中加 1 匙甘油，混匀涂脸，10 分钟后用清水洗去，每日 2～3 次。

（8）睡前用萝卜片贴敷患处，30 分钟后取下，再用凉牛奶洗脸，每日 1 次。

有了酒渣鼻怎么办

酒渣鼻俗称红鼻头，表现为鼻子发红、肿胀，影响面容，有时会给人带来心理压力。

以往认为，此症主要是因皮脂分泌过多、毛细血管扩张所致。近些年来的研究发现，蠕形螨（俗称螨虫）感染是发生酒渣鼻的主要病因。"肺开窍于鼻"，中医认为酒渣鼻多因病人体内肺胃积热、血瘀凝结而致。

防治酒渣鼻的方法是：

1. 平时要保持面部皮肤的清洁。洗脸用具应专人专用，以防发生交叉感染。洗脸水水温适宜，不可太热或过凉。

2. 禁用油脂性化妆品，可适当涂抹有防螨杀螨作用的化妆品或药妆品，但要连续使用多月。

3. 保持精神愉快，少吃油腻、辛辣食物，少饮酒，多吃新鲜蔬菜、水果，保持大便通畅。

4. 对初期的酒渣鼻，每日早晚可用手指按摩患处 15 分钟。

5. 在医生的指导下，根据病情服用 B 族维生素、四环素、甲硝唑或采取冷冻、激光照射等治疗方法。

6. 单方。

（1）冬瓜瓤适量，捣烂，取汁涂于患处，日涂数次。

（2）食盐适量，研细，用自己的唾液调和后擦于患处。

（3）白果肉3枚，与少许酒酿共捣烂（如泥状），晚上洗脸后，将药糊涂敷在鼻部及红斑处，晨起洗掉。

（4）鲜荸荠洗净、切开，将切面涂抹于患处，让浆液渗入鼻部，每晚坚持涂抹。最好午饭后再涂搽1次，午休后洗去。

（5）鲜茭白300克，削皮、洗净、捣烂，每晚涂抹鼻上薄薄一层，盖上纱布，以胶布固定，次日洗去。还可涂茭白汁或用茭白100克煎水服用，连用1周。

若经久不愈，情况严重者需及时进行手术治疗。

生了痱子怎么办

长痱子是夏季常见的皮肤问题。

炎热夏季，人体为散热排出大量汗液。这些汗液里的盐和其他物质堆积在皮肤，易堵塞汗毛孔，使汗液排出不畅，致使皮肤上出现一颗颗红斑状的小丘疹，这就是痱子。

预防痱子，要保持皮肤的清洁和干燥。多洗澡，多用温水洗脸。衣服要宽敞、柔软、透气，夏天尽量不要把孩子抱在怀里。

生了痱子怎么办？

1.不要用冷水洗，不要使用碱性大的肥皂洗，不要涂油类软膏，也不要用手去抓。

2.勤用温水洗，洗后再搽些痱子粉，会逐渐痊愈的。

3.用丝瓜叶的汁液外擦。

4.十滴水1份或药物牙膏1份，加白开水5份，搅匀后待水温适宜，用棉签蘸水涂于患处，每日可涂抹多次。

5.将鲜黄瓜切片，轻敷患处，每日敷数次。亦可用牙膏抹之。

6.用苦瓜肉涂抹患处。

7.用毛巾蘸取冬日收藏的雪水敷或用冰块敷患处。

8.绿茶煮水后，待水温浸洗患处，或用鲜马齿苋煮水浸洗。

9.多吃蔬菜，还可以用鲜荷叶和绿豆煮汤喝。

防痱偏方：

1.藿香正气水 5 毫升,加入半盆水中,给小儿洗澡,日洗1～2次。

2.口服六神丸,每周1～2次,每次3粒。

生了疖子怎么办

疖子常常生在易受外伤或摩擦的部位,如头、面、颈或臀部,其他部位也可发生。

预防方法:主要是注意个人卫生。

生了疖子以后,不要用手随便去挤,尤其是靠近口鼻部位的疖子。因为口鼻部位的血管丰富,如果挤压或处理不当,可出现感染,病菌会随血液侵入颅内,从而引起严重的后果。

治疗的方法:

1.初期,可在疖肿局部涂抹 2％～3％的碘酒,每日涂抹2～3次。在小疖子上涂抹药物牙膏。

2.热敷,有利于消炎散肿。

3.丝瓜 1 条,捣烂,外敷。

4.新鲜苦瓜洗净,捣烂成泥,敷在疖子上,每日 2 次。

5.用菊花脑的全草煎汤服用,将渣捣烂,湿敷于患处。

6.鲜百合洗净,加食盐少许,捣烂如糊,敷于患处,每日 2 次。

7.到中药店购买如意金黄散药粉,以醋调匀后,涂在疖子上,每日数次。

8.彝族偏方:取蜈蚣 3 条,浸泡于 50 毫升的菜油里,3 小时后可用油涂敷患处,连用 3 日。

9.少吃甜食。如果合并感染性疾病,病人可因体内血糖浓度过高致细菌繁殖得更快,从而会增加疾病治疗的难度。

10.严重的疖肿应请医生处理。

得了脓疮怎么办

夏秋季节,有些小儿会生一种叫作脓疮的皮肤病。病处有黄色水泡或脓泡,泡破后流出黄水,所以又将其称为作黄水泡。

脓疮好发于孩子的颜面部及耳、颈、手、腿等暴露部位。脓泡壁很薄,易被抓破。流出的脓液里有大量细菌,传染性很强,脓液流到哪里,哪里就易起新的脓泡,故应积极防治。

1. 养成良好的个人卫生习惯,勤洗手洗脸、勤剪指甲、勤洗澡、勤换衣服,保持皮肤的清洁,尤其要防止生痱子,避免皮肤损伤或被抓破。

2. 患儿用过的毛巾、脸盆、玩具、手帕、衣服等都要予以严格清洗,并煮沸消毒或在日光下曝晒消毒。严防托儿所、幼儿园的孩子相互传染。

3. 病变面积较大或炎症明显时,或患儿有发热及附近淋巴结肿大时,均应请医生治疗,防止并发小儿肾炎和败血症。一般来说,只要注意治疗,注意护理,5～10天即可治愈。

家庭治疗——

1. 用温开水轻轻将疮面洗净,以烧红、冷却后的缝衣针将脓泡刺破,并随即用消毒棉球或质地柔软的消毒卫生纸将脓液吸干,然后将云南白药粉涂撒于患处,每天清洗、上药1～2次。如无云南白药,可以涂上2％紫药水或新霉素软膏等消炎药。每日清洗、上药2～3次。

2. 鲜马齿苋(或野菊花或丝瓜叶或蒲公英)适量(根据脓疮的多少而定),洗净后煎汤,洗涤疮面,每日2次。

3. 将洗净的鲜丝瓜叶捣汁,外敷。

4. 内服六神丸或解毒消炎丸,每次4～5粒,每日3次。

5. 取小檗碱10片,溶于200毫升水中,待疮面表皮去除后,用75％酒精擦净脓疮周围皮肤,再用小檗碱水溶液湿敷患处,每日2～3次,连用3日。

"老烂脚"如何治

下肢静脉性溃疡,又称下肢溃疡,俗称"老烂脚""臁疮腿"。溃疡通常发生在脚踝内侧上方。病人大多原先有静脉曲张，一旦遇到轻微外伤，就容易引发溃疡。由于静脉血瘀可造成局部皮肤营养障碍，故溃疡难以治愈，可数月、数年甚至数十年也不愈合，所以有"老烂脚"之说。

长期从事站立、负重工作的人以及孕妇要注意适时休息。休息时，可抬高下肢以预防静脉曲张。

治疗这种溃疡，单靠清洗和换药的方法，并不能完全改善症状，医院常采用静脉结扎或植皮的方法。家庭可视病情选用下列偏方：

1.病人卧床，将患肢的足跟部垫高（垫上两三个枕头），抬起小腿使其高度超过心脏的位置水平，可促进溃疡的早日愈合。

2.清洗患处后，取秋季经霜后熟透的红皮柿子1只，连皮带肉贴在溃疡面上，并用干净的纱布固定。每日1次，连用7日。

3.猪毛适量，洗净，除去杂质，放锅内炒成炭，研末成粉，密封备用。使用时，清洗患处，待溃疡处皮肤干燥，将猪毛炭粉直接撒在溃疡面上。每日1次，连用10日。

4.用茶水洗净患处并用棉签擦干水分，将事先用陈豆腐渣打成的比溃疡面稍大的豆渣饼贴敷上去，再用纱布包扎好。每日1换，连用多次。

5.将500克大米米糠，用纱布包好，放入盛有2500毫升清水的砂锅内煮沸，再用文火煮10分钟，待水温，以米糠水洗患处，接着将煮过的米糠用纱布敷于患处。早晚各1次，连用7～10日。

甲沟炎如何治

手指甲与脚趾甲的两侧各有一条浅浅的小沟，称为甲沟。甲沟炎是指甲沟及其周围组织发炎。多因不慎刺伤、挫伤或拔倒刺、剪指甲损伤了周围组织而导致了甲沟炎。通常只发生于一侧。

手指与脚趾神经密布，感觉敏锐，故甲沟炎病人每每因疼痛异常而寝食难安。

在甲沟炎早期，一侧皮肤有红、肿、热、痛症状，如继续发展，自疗无效,则应尽快请医生治疗。

预防方法:

日常生活中要注意保护手足,防止木刺、竹刺、缝衣针、鱼骨刺等异物刺伤甲沟;不要拔"倒刺";手指甲、脚趾甲不要剪得过短。

自疗:

1. 将病指浸入到碘酒中,每次浸泡 5 分钟,使碘酒充分浸入甲沟处,达到杀菌目的。浸泡几次后即可有效控制症状。据介绍,这是一种安全简易、行之有效的方法。不过,碘酒能使蛋白质凝固,所以浸泡碘酒部位的皮肤会变得粗糙,但最后脱去一层皮就好了,并无痛苦。

2. 取市售"正红花油",每日数次,擦拭患部。

3. 取新鲜猪胆 1 个,倒去部分胆汁,将猪胆套在病指上,用保鲜膜与胶布扎好,别扎得太紧,不让胆汁流出就行。一般半小时内可止痛;隔 2~3 日换 1 个猪胆。

4. 将市售的马应龙痔疮膏均匀地涂在患处,然后用保鲜膜包好,早晚各涂 1 次。痔疮膏可治甲沟炎。

5. 白土豆 1 个,白糖 20 克,放在一起,捣烂如泥。清洗患处后,用土豆泥外敷,每日 1 次。

6. 绿茶叶 1 克,黑芝麻 1 克,食盐 1 克,与适量纯净水调匀,敷于患处,每日 1 次。

7. 明矾,研成细末,装瓶备用。清洗后,直接将明矾粉撒于患处,用纱布包好,并用胶布固定,可用来治疗化脓性甲沟炎。每日换药 1 次,有医师称"几天即愈"。

带状疱疹如何治

皮肤病一般症状为瘙痒,只有少数几种表现为疼痛,而带状疱疹就是以疼痛为主要症状的一类疾病。由于疼痛大多先于皮疹出现,因此在疱疹出现前容易被误诊。如发生在肩部的,易被误诊为肩周炎;发生在胸部的,易被误诊为心绞痛;发生在腿部的,易被误诊为坐骨神经痛等。因为确诊困难,病人常常转了好几个诊室也得不到有效的治疗。

祖国医学称带状疱疹为"缠腰火丹",民间俗称为"缠腰龙""蜘蛛疮"。它由水痘-带状疱疹病毒引起,成年人多见。皮损特点为成簇水疱,沿神经分布,排列成带状,单侧性,有明显神经痛。但也有无疹型,即只有疼痛而无疱疹的,应注意判断。有的治愈后会留下后遗症。

治疗原则一是抗病毒,二是对症处理。此类病症应及时就医。

家庭处置的方法是:

1.云南白药适量,加入少许芝麻油与白酒,调成糊状,涂于患处,每日 3 次;同时内服云南白药,每次 0.3～0.5 克,每日 3 次。

2.六神丸研末,加少许醋调成稀糊状,然后涂敷于患处,每日 3 次;同时内服六神丸,每次 5～10 粒,每日 3 次。

3.将活黄鳝宰杀,取血入碗,用棉签蘸鳝血敷于患处,每日 2 次,至疱疹结痂为止。

4.鲜马齿苋 100 克,切碎,水煎成浓液,用棉签蘸药液涂于患处,每日数次。

5.患处可涂搽金霉素眼膏或阿昔洛韦乳膏。

6.取冰硼散适量加凡士林调成膏,涂敷患处,每日 1 次,连用3～5 日。

7.患病后,立即用清凉油或风油精涂抹,日涂 3 次,据说有特效。

8.口服消炎痛、维生素 B_1 等。

9.有人用含 75％酒精的纱布湿敷,几天就可治愈。方法是:将75％酒精的纱布湿敷于患处,每日 4 次,每次敷 15～20 分钟。

长了瘊子怎么办

瘊子是一种常见的皮肤病,医生上称为寻常疣。

如何对付瘊子呢?

1.将食醋 500 毫升,小火熬 2 分钟左右,待冷却后,涂抹患处。

每日早晚各涂 1 次。

2.生姜汁里加些醋,搅匀,涂于患部。

3.常用鲜马齿苋汁外涂患处。

4.用新鲜的四季豆壳涂抹患部,每日 3 次,连擦几天。

5.六神丸 10 粒,研末。先将瘊子消毒,拔除乳头样小棘,然后涂撒六神丸末,用胶布固定,隔日换药 1 次。

6.患处消毒后,削去瘊子的角质层,使其微出血,而后将捣烂的大蒜敷在上面,用胶布固定。隔日换药 1 次。

7.用香蕉皮擦拭瘊子根处,每次擦几分钟,日擦数次。

8.将艾条中的艾絮捏成与瘊子般大小的锥形艾团,瘊子上涂一层凡士林,上置艾团,点燃艾团尖端,燃烧完毕后再点燃 1 个艾团,如此连续点灸 6~7 团。每天施治 1 次,连续 1 周。

长了扁平疣怎么办

扁平疣是由病毒引起的皮肤病,多见于青年。皮损为针头到芝麻大小,初起表面与皮肤相平,后高出于皮肤,呈椭圆形丘疹。好发于面部、手背、前臂及颈项部,有时伴有瘙痒、疼痛,要避免搔抓。

治疗方法:

1.白鲜皮、明矾各 50 克,加水约 500 毫升,浸泡 7~8 小时,煎好,趁热熏,待药液温后再洗,早晚各 1 次,连洗几日。有效。此药洗后局部皮肤有紧绷感。洗面部时,注意勿使药液流入眼内。

2.取新鲜的凤仙花捣汁,加入明矾少许,以汁常涂之。

3.用新鲜鸡肫皮(两面都可用)在皮疹上摩擦,但不要擦破皮疹处皮肤,每日 1~2 次。干硬的鸡肫皮浸软后再用。

4.用适量的生黄豆,嚼烂后敷在疣子上,晚敷晨洗,连敷3~5次。

5.用黄豆芽煮汤,连汤淡食(不放盐),每日 3 餐,吃饱为止。这期间不再吃其他食物及油料。第 4 天改为普通饮食,仍以黄豆芽为主菜。(《浙江中医杂志》报道:曾治 5 例,除 1 例吃过别的食物外,其余 4 例均在 1 周内治愈。)

6.用柴胡注射液涂抹患处 10～15 分钟,每日 3 次,连用 1 周左右。

7.将熟香蕉皮切成小块,用白色的一面贴在扁平疣上,以胶布固定,保持 24 小时,再换 1 块香蕉皮。敷贴 1 周后,轻轻刮去疣的表层(不痛),再用香蕉皮敷贴之。

8.用清凉油薄涂患处,每日 3～4 次。约 10 天后,疣体可消失,愈后可继续涂药 1 个月。

9.取大而厚的黑木耳,以水浸泡后,用刀将黑木耳分成两个薄片,将新剖开的一面敷在疣上。如黑木耳变干,再换新的黑木耳敷,连续数次。

长了脚癣、手癣怎么办

脚癣是由真菌引起的一类传染性皮肤病,习惯上称它为"湿气""脚气"。脚癣主要发生在脚趾间和脚底,有时也会发生在手上。我国脚癣病人估计达 2 亿人。

预防脚癣,应不穿别人的鞋袜,不与有脚癣的人共用一个脚盆。

治疗方法:

1.外涂癣药水或药膏,或在医生的指导下内服药物,疗效可靠。但必须坚持抹药、服药,甚至在痊愈后仍需继续用药 1 个月以上,才能将其彻底治愈。注意:需防范再度被感染。

2.煤油数滴,滴于开水内,待水温,洗脚,需多次治疗。

3.白砂糖擦于患处,可止痒;热蚊香灰的止痒效果也很好。

4.将新鲜鸡蛋里的白膜撕下,在淡盐水或淘米水中浸泡 5 分钟后贴于患处,保留 10 小时,连用五六次。

5.有人在洗脚后,用棉签蘸少许花生油擦于患处(每日 1 次)。据说很快就治好了已有 40 年的脚癣,此法仅供参考。

6.用藿香正气水涂于足趾间的患癣处,早、中、晚各涂 1 次,连用 5 天。

7.取阿司匹林粉 2 克(或将阿司匹林片研成粉),用凉开水调成稀糊状,贮于有色瓶中。用时,先用温水洗脚并擦干皮肤,然后取少量药粉涂于患处,连用 5 天。

8. 用生大蒜汁涂患处,每日 2～3 次。

9.《手癣治愈记》中记载,病人患手癣后去医院治疗 1 年多,花费数百元,效果不佳。有亲戚是皮肤病医学博士,寄来药膏仍未治愈。后听人介绍,用食用醋精根治顽癣。方法是:用适量醋精浸泡患处半小时,每日浸泡 2 次。待 2 粒醋精泡完,癣就治好了。

得了疥疮怎么办

疥疮是一种传染性强、持续时间长的慢性传染性皮肤病。

疥疮主要是因疥虫侵入皮肤所致。疥虫主要侵犯皮肤柔嫩的部位,如指缝、腋窝、腕部和肘部的屈侧及女性乳房、下腹部、臀部、大腿内侧等处;重者亦可遍及全身。

疥虫白天静伏,但在温暖的被褥里就活跃起来,所以,病人往往在夜间出现剧烈瘙痒,在奇痒的刺激下,手会忍不住去搔抓,于是就会出现血痂和继发感染,发生脓疮、疖肿,有的甚至导致急性肾炎。

预防:重在讲究个人卫生。不可使用病人用过的衣、帽、鞋、袜;不可与病人同卧一床、同盖一被或互相握手。此外,旅馆、招待所、澡堂的公共床铺均是疥虫传染的重要媒介,有关单位应严格管理、定期消毒。

治疗:

1. 小儿可用 3％～5％的硫黄软膏,成人可用 10％～20％的硫黄软膏,洗澡后涂抹于颈部以下的全身各处,并用力搓擦几下;每日涂抹 1～2 次,连用 3～4 日。在治疗期间,不洗澡,不换内衣。治愈后,彻底洗澡,并更换和消毒衣被、毛巾等生活用具。本病通常可以很快被治愈。

2. 用"疥灵霜"涂抹。

3. 服用泼尼松片,每次 10 毫克,连服 7～10 日,或遵医嘱。

4. 用适量花椒煎水洗澡也有效。

注意:

1. 治疗宜"一鼓作气",不要在抹药 1～2 次后,自觉症状好转就

"中途收兵"。若治疗 2 周后,某些部位仍有丘疹出现,可在患处再抹药 1 次。

2.有时疥疮与其他皮肤病混杂在一起,不要只注意治疗其他皮肤病而忽视了治疗疥疮。

羊须疮如何治

羊须疮就是口唇上下有湿疹。可用下法治疗:

1.羊须适量,在瓦片上炙焦,研末,用芝麻油调匀,敷于患处,每日 2 次。

2.野菊花煎水,洗患处。

湿疹如何治

湿疹是一种常见的皮肤病,一年四季都可发生。通常认为,这是由于病人发生过敏反应或神经功能障碍所引起的。婴儿的湿疹也叫"奶癣",多发生在脸上。

湿疹有剧烈的皮肤瘙痒现象。

治疗湿疹的方法:

1.寻找原因,避免再受到过敏原的刺激。例如,对海鲜或牛奶过敏的人应禁食这些食物。

2.避免搔抓,不要用热肥皂水清洗患处,忌酒类和辛辣食品。

3.石榴皮适量(多少都可以),煎水外洗。

4.用醋浸李子(酸李)250 克或 500 克,捣烂,煎水洗。

5.马铃薯去皮、捣泥,加少量蜂蜜,每 4～5 小时敷患处 1 次。

6.将患处洗净、擦干后,滴上氯霉素眼药水,早晚各 1 次。

7.对皮肤紧实肥厚的病人可用艾灸疗法。

8.对手足起小水泡者,可用生明矾 60 克、食盐 60 克,以开水冲之,使之溶化,每日 1～2 次,连洗几天。

9.婴儿湿疹可将熟鸡蛋的蛋黄熬成油,外搽。

10.婴儿湿疹还可以用黄连、甘草各 6 克,水煎成药液,再将药液涂抹于患部。

11. 婴儿湿疹还可用绿豆 30 克、大米 20 克,煮粥,取汤喂食婴儿。

12. 如湿疹面积广泛,提示病情较重时,要及时请医生处理。

腋臭如何治

腋臭即臭汗症,习惯叫"狐臭"。这种病多发生于青年人,老了以后症状可减轻或消失。此病常和遗传有关。对健康没有影响,也没有传染性。所以除非必要,通常不考虑手术治疗。

腋臭病人除应常洗澡、勤换内衣外,还可用下列方法治疗,有减轻或消除臭味的作用:

1. 用肥皂清洗腋部后,扑痱子粉;夏天可考虑剃去腋毛。

2. 清洗腋部后,在腋部抹上牙膏,每日 2 次;亦可将牙膏 3 份与 7 份白酒混合,用这种混合液涂抹腋部。

3. 将西红柿榨汁后,再将药棉浸于西红柿汁中,最后将带汁棉球在腋部擦拭 1~2 分钟,早、中、晚各擦拭 1 遍。

4. 辣椒二三个,切成小段,放入置有 15 毫升左右的2.5%碘酊中,摇荡片刻,然后用棉球蘸药液涂抹,每日 1~2 次。

5. 用小苏打粉外擦腋部,每日 1~2 次。

6. 用白矾每日擦腋部 10 次以上。

7. 用西施兰夏露或麝香露,外涂患部。

8. 冰片 3 克,泡入 20 毫升 50%酒精内,密封,让冰片自行溶解,然后用温肥皂水将腋部洗净、擦干,再将制好的药液擦于腋部,连用 10~20 日。

9. 避免服用大蒜及鱼、蛋、豆类等会增加汗臭味的食物。

10. 谷维素、维生素 B_6 等对部分病人有效,但这些药物治疗的疗程较长,且还有其他不良反应,故应在医生的指导下服用。

皮肤瘙痒如何治

痒主要是由于皮肤受到刺激而引起的。内因和外因都可导致症状。老年人由于皮脂分泌减少,在气温下降时常发生痒症。

非因其他疾病(如糖尿病、黄疸、尿毒症)导致的皮肤瘙痒,可用下法处理:

1.平时要注意皮肤卫生,勤换内衣,洗澡时不使用碱性大的肥皂(如洗衣皂),不饮酒,不吃辛辣食物,不穿粗布衣服等。

2.要避免用力搔抓、过分地摩擦及热水烫洗皮肤,浴后也不宜用毛巾用力擦搓皮肤。最简便的方法是用手掌掌面按在痒处滑动数次,或用手蘸水敷擦几下。

3.可外搽无刺激性的润滑药,如甘油、雪花膏等;剧痒时,可试搽泼尼松软膏等。

4.将苹果切片,涂抹瘙痒处,每天数次。

5.将白醋与甘油按 3:7 至 2:8 比例范围混合,浴后涂搽于患处,隔日 1 次。

6.口服抗过敏的药物如扑尔敏,少量服用鱼肝油也有益处。

7.每次用桃叶 50 克,煎汤外洗。

8.多吃蔬菜。

9.平时将吃剩的香蕉皮晒干、切碎、装瓶。瘙痒时,用干香蕉皮煎水,浸洗,效果很好。

风疹如何治

风疹又叫风疙瘩,医学上称之为荨麻疹。病人皮肤奇痒,有时还会出现大小不等的凸起风团。得病的原因有多种,但常与过敏有关。

风疹块往往突然出现,消退得也很快,病情严重者应去医院诊治。病情较轻的,可用下法处理:

1.可用抗组胺药物,如扑尔敏,成人口服每次 4 毫克,日服 3 次;按医嘱服药,勿自行减量。

2.益母草膏,每日 3 次,每次 1 汤匙;或益母草 50 克,煎汤内服亦可。

3.韭菜 150 克,加酒 1 盅和适量水,煎汤服。

4. 马齿苋,每天 15～30 克,煎汤服。

5. 鲜西红柿汁 15 毫升,白糖 5 克,拌匀后服下,每日 2 次。

6. 将鲜青蒿搓擦于患处。冬天可用干的青蒿,以开水泡透后,搓擦。

7. 取 1 份白酒、2 份食醋,搅匀,用药棉蘸这种混合液涂抹患处,每隔 1～2 小时搽 1 次。

8. 黑芝麻 30 克,打碎,加黄酒 30 毫升,加盖放入锅中隔水蒸 15 分钟,睡前服,每日 1 剂,连用 1 周。

9. 设法找出病因,避免再发。例如:因吃了鱼、虾、蟹等食物引起的,以后应尽量不吃这类食物。因对安眠药、磺胺药等药物过敏而引起的,应尽量不再服用这类药物;由接触皮毛、花粉引起过敏的,要避免接触这些物质。

10. 多喝开水,有利于尽快排出体内的过敏原。

氨水溅到皮肤上怎么办

氨水是一种化肥,呈碱性,有较强的挥发性和刺激性,对皮肤、黏膜有刺激及腐蚀作用。高浓度的氨水对身体有严重的危害。

1. 使用时,要按规定做好防护工作,如戴好防水的手套等。

2. 皮肤若接触到了高浓度的氨水,可引起灼伤。假若氨水溅到了手上、脚上或脸上,应及时用食醋清洗,用清水反复清洗亦可。

· 五官科疾病

灰沙入眼以后怎么办

不小心被灰沙迷了眼,可用下法处理:

1. 不要用手去揉眼,以免损伤眼结膜或眼角膜。假如有麦芒等有勾刺的异物在眼内,被手三揉两揉,会产生很大危害。此时,可先将眼睛闭上,让眼泪把异物冲出来。

2. 一般的小沙子,只要自己用劲咳嗽几下,异物就能被冲出来。

3.用手捏住上眼睑沙粒所在部位的眼皮往下眼睑搭1～2下,沙粒就会黏附在下眼睑的表面,然后用手帕擦去即可。

4.最好用眼药水冲洗掉灰沙。亦可将冷开水或自来水倒入干净杯中,使眼睛在水里反复眨几下,可去掉灰沙。

5.用以上方法处理灰尘后,仍应在3日内使用抗生素眼药水滴眼。

6.要是异物卡在眼里出不来,应及时请医生处理。

石灰入眼以后怎么办

石灰、氨水、盐酸等物腐蚀作用极强,能严重损害视力,甚至可导致失明。

石灰等物不慎入眼后,必须立即用生理盐水或干净的冷水把眼皮翻开,冲洗,可直接在水龙头下冲洗;亦可将清水装在茶壶内,再经茶壶倾倒冲洗眼睑。最方便的方法是直接将头浸在有水的脸盆里,眼睛在水中连续做睁眼、闭眼动作。注意:换水。症状缓解后,再急送医院处理。另外用糖水滴眼,可解除病人的痛苦。

必须明白:及时、反复地冲洗是抢救的关键,千万不可因要送医院而耽误了冲洗。否则,即使送到医院,也为时已晚。

《健康报》曾刊载医家的文章,称蛴螬(金龟子的幼虫)用于救治石灰灼伤眼睛者,有起死回生之效。方法:将活蛴螬洗净、擦干,再用酒精棉球擦拭虫体,用消毒剪刀剪去头部,将其流出的黄白体液0.5～1毫升,点入眼内,包眼,3～4小时更换1次。症状轻者可很快被治愈。此法还可用于角膜炎和角膜溃疡,可供病人和基层医务人员参考。

发生雪盲怎么办

雪盲又叫日光性眼炎,是由于人长时间处于雪地里而使眼睛受到反射的太阳光的照射而引起的一类眼疾。照射的时间越长,光线与眼的距离越近,眼的损伤就越严重。

北方严寒地区积雪时间长,农民发生雪盲的概率较高;此外,攀登有积雪的高山时,也容易发生这种病。

预防:主要是注意个人保护。例如,在野外劳动时,应尽量避光并戴有色眼镜或戴遮阳帽等。

雪盲发生后,眼睛疼痛、怕光、流泪,有异物感和视物不清等症状。

通常,雪盲的病程不长,治法与治疗电光性眼炎(看电焊引起的)大体相同。

1.用人奶或鲜牛奶点眼。

2.冷敷,可将茶叶冲泡后,取冷透的茶叶敷贴眼皮周围,半小时换1次;也可睡前将茶叶敷在眼皮上,第二天早上去除。

3.闭眼休息。

4.严重时,要请医生处理。

眼睛干涩怎么办

眼睛干涩是现代人常见的眼病症状之一。眼睛干涩者常有泪液减少、眼球疼痛、有异物感的症状,眼易疲劳,眼角膜和眼结膜也容易发生损伤。

眼睛干涩的原因是泪液的供应量减少和泪液的蒸发量增大。

防治方法有:

1.增加眨眼的次数。在看电视、玩游戏机时,眨眼次数要比通常情况下减少一半,甚至3/4。此时,应有意识地多眨几次眼。

2.在空调环境中,眼睛的水分蒸发较多。切记:不可让空调风直接吹向眼睛。

3.眼睛不要经常睁得很大。因此,不宜长时间地看字号小的书报。电视屏幕的距离、大小也应适宜。

4.热敷眼睛,每天可将拧干的热毛巾敷在眼睛上,2~3次。

5.可以点一些有滋润眼睛作用的润滑剂(如人工泪液型的眼药水)。

6.多食黄瓜、苦瓜、梨、柿子等清热润燥、明目的食物,以及含维生素丰富的黄绿色蔬菜或红枣、芝麻、鲜奶、大豆等。还可多喝点汤水。

7.可用枸杞子与菊花泡茶饮,亦可将枸杞子与猪肝放在一起炖汤服用。

8.日本医学研究人员发现,喝咖啡可防治干眼症,但有些干眼可能是其他疾病的并发症,这就要及时请医生诊治了。

怎样防治红眼病

红眼病即急性结膜炎,俗称"火眼",由细菌或病毒感染引起,传染性很强,多在春季流行。

此病起病急骤,眼结膜充血明显,眼屎多,有怕光和异物感,有时会有发热现象。

预防红眼病:应当讲究个人卫生,提倡用流水洗手,不用手揉眼,不用病人的手帕和面盆。为了他人的安全,最好能适当地隔离病人。

家庭治疗:

1.可用茶叶加少许食盐,用开水冲泡后,趁热熏眼,熏后再洗。

2.用桑叶 100～150 克或黄菊花 25～50 克,加水煎汤,趁热熏眼,但勿让药汁进入眼内。

3.鲜荸荠捣烂,取汁,涂在眼皮上,干后即涂,每日数次,至愈为止。

4.选嫩绿肥大的薄荷叶,用温开水洗净后,轻轻揉搓一下,等到感觉稍稍有汁水时,将薄荷叶贴在眼皮上,每日 1～2 次。

5.滴有消炎作用的眼药水,也可服些消炎药。

6.鲜车前草 200 克左右,洗净,加适量水煮 15 分钟,滤汁,早晚各服药汁 1 杯,连服 3 日;还可用车前草加少许薄荷叶,煮水洗眼。

注意:红眼病期间忌用眼罩。重症病人应及时去医院就诊。

怎样防治麦粒肿

麦粒肿俗称"偷针眼",是由于细菌感染而引起的眼疾。睡眠不足、用眼过度者易患此病。

治疗麦粒肿的方法：

1.初起时，用毛巾热敷可使红肿消散。每次敷 20 分钟，每日 3 次。

2.初起时，用食指压患侧的眼角，并向耳朵方向牵拉几下，使患有麦粒肿的眼皮有被牵拉的感觉即可。在肿起的当天多牵拉几次。

3.民间常用细麻线 1 根，将患眼一侧的中指的第二节指部扎紧，6 小时后再解开。

4.遵医嘱涂眼药膏。

5.将绿茶浓泡于杯中，借助茶之热气熏治患眼，熏时将病眼睁开，每次熏 10 分钟以上。

6.黄连 3 克，捣碎后置于瓶内，以乳汁浸没药物，浸泡 1 日后，以药汁点涂患处，每日 3～4 次。

化脓后，请医生挑开脓点排脓，自己不要随便揉挤脓疖，以免细菌由血液进入脑部，造成严重后果。

预防麦粒肿，平时不要用脏手或脏手帕擦眼，也不要用眼过度而致眼疲劳。

怎样防治沙眼

沙眼是一种慢性眼病，发病比较普遍，危害很大。

沙眼的一般症状是：流泪，眼睛发干、发痒，眼屎多，早晨醒来不能立即睁开眼睛，甚至有怕光、疼痛的现象。

预防：不用手揉眼睛，不和别人合用洗脸毛巾和洗脸水，不用公共毛巾擦眼。

有了沙眼，要及时治疗，常用金霉素眼膏点眼，效果很好。

有严重沙眼的及有倒睫毛的人，要及时去医院治疗。

鼻出血怎么办

鼻出血是耳鼻喉科常见的急症之一，中医称之为"鼻衄"。

鼻出血的原因通常有：鼻子被碰伤或被打伤；用手指挖鼻孔时，碰破了出血区；由血液病、传染病等引起；气候干燥、用劲擤鼻涕或清除干鼻痂而造成黏膜破裂以及因鼻腔本身有病（如鼻中隔偏曲、萎缩性鼻炎、肿瘤、异物）而致，等等。因此，最好去医院检查。

洗脸时，用毛巾揉揉鼻唇、鼻翼两侧的皮肤，用手指夹起鼻根，向上拉几下，有改善血液循环和预防寒冷干燥天鼻子易出血的作用。

少量鼻出血时，可用药棉、纱布或餐巾纸塞进鼻孔，压住出血部位，同时用冷毛巾敷于鼻额部。美国人止鼻血的"土办法"是：以棉球蘸醋塞住出血的鼻孔，同时在鼻梁上放冰块。

其他方法有：

1.将健侧鼻孔的上肢高高举起，即左鼻流血、上举右肢，右鼻流血、上举左肢。血止后，要稍停片刻再将手放下。

2.某些有消炎止痛作用的药物牙膏，可涂抹在纱布上，再填塞鼻腔内。

3.韭菜洗净、捣汁，取汁1杯，夏天冷服，冬天温服。

4.生萝卜1个（250克），捣烂，取汁，用热黄酒冲服1次。

5.将大蒜头切开，揉擦涌泉穴（在足底心）。

6.对于因高血压、血液病、流感、伤寒、麻疹、肝硬化、尿毒症及鼻腔本身有病而引起的鼻出血，应同时治疗这些疾病。但不论哪种原因引起的鼻出血，若出血量多、止不住时，都要速去医院救治。因为大量出血可致休克，有时需输血、补液或做其他特殊处理。

7.经常流鼻血的，可试用：南瓜根约250克，洗净，切成寸条状，加酒酿100克，再加少许冷水，煮沸20分钟后，去南瓜根，在剩余的酒酿汤中加入适量的白糖，分2次服。亦可试用：枇杷叶30克，去毛，撕成小片，与瘦猪肉150克（切块），水500毫升共炖，待肉熟后，食肉饮汤，连服10日。

患了鼻炎怎么办

鼻炎是一种常见病。受凉感冒后鼻塞就是急性鼻炎的征兆。慢性鼻炎症状以鼻塞、流鼻涕为主。慢性鼻窦炎,中医谓之"鼻渊",病人常流黄脓鼻涕,伴嗅觉减退。此外,还有过敏性鼻炎,它是在接触某些过敏物质后产生了鼻塞、流清涕、打喷嚏等症状,常突然发作与突然停止,且会反复发作。至于萎缩性鼻炎,则有咽干、音哑、头痛、鼻腔干痂堵塞有臭味等症状,除去干痂时,还易出血。

患鼻炎后,要及早请医生查明原因,对症处理。家庭可试用以下方法:

1. 患急性鼻炎后,注意休息和保暖,多喝开水,积极治疗感冒等疾病。鼻塞严重时,可考虑使用滴鼻剂。

2. 将风油精1～2滴滴于棉球上,塞入鼻孔,左右鼻孔交替使用。1日数次。

3. 将大葱洗净,捣烂,取汁,睡前用棉球蘸汁液塞鼻,左右鼻孔交替使用。

4. 慢性鼻炎可用消毒棉签蘸取芝麻油,涂于鼻腔内。

5. 有人用盐水冲洗法治疗鼻炎,据说效果良好。方法是:将500毫升开水倒入大瓷碗中,加入食盐4.5克(约半调羹),待水温,将鼻孔没入其中,随后缓慢吸气将盐水吸入鼻腔,稍停一会。呼气时,将盐水冲出来,如此反复冲洗数次,然后垂下头,尽量让鼻腔里的盐水及稀释后的炎液流出。此法每日早晚各做1次。

6. 可在医生指导下,取注射用的庆大霉素针剂,用滴管吸出两三滴药水,分别滴入左右鼻腔,每日2次。滴左鼻时,头向左转动一下;滴右鼻时,头向右转动一下。

7. 装些蜂蜜在小瓶内,用消毒棉签蘸些蜂蜜涂鼻,每日3次。晚上最好在洗鼻后涂抹,对萎缩性鼻炎很有效。

8. 鼻炎病人,尤其是过敏性鼻炎病人,可吃些芥末。将芥末用醋泡2天,然后调拌凉菜或蘸水饺吃,亦可用其他方法食用芥末。

9. 各种鼻炎病人都可常闻胡椒粉气味或蒜醋气味。

10. 某名医治疗急慢性鼻炎、鼻窦炎方:大蒜捣汁,加甘油(或蜂蜜)2倍,用盐水洗鼻后,拭干,以棉球沾药塞鼻,有良效。

喉咙痛时怎么办

喉咙包括扁桃体、咽部和喉等器官。所谓喉咙痛,一般是指这些地方出现红、肿、痛。

预防方法:平时注意不要受凉,多喝开水。避免吊嗓子或刻意压低嗓子说话,避免有害粉尘与气体的刺激。多锻炼身体,增强自身抵抗力。另外,每天早晚将舌头转动一二十下,然后将口中津液缓缓咽下,亦能有效预防。

出现喉咙痛,应当:

1. 常用盐开水漱口,多喝水。

2. 常吸进热茶的蒸汽。

3. 颈部冷敷。

4. 马兰头(鲜品50~100克,干品25~50克),加水煎服。

5. 鲜苋菜50克,捣汁或水煎,酌加白糖或蜂蜜,调服。

6. 干无花果30克,加水及适量冰糖炖煮后食用,每日1次,连用3日。

7. 生丝瓜榨汁50~100毫升,炖熟后加蜂蜜食用,每日1~2次,连用3日。

8. 根据年龄和体质,口服风油精2~4滴,宜慢慢咽下,不必用水送服。每日口服3~5次;另用冰硼散由口腔吹敷咽部。

9. 用较浓的茶水,加适量蜂蜜搅匀,每隔半小时饮用,缓缓咽下。

10. 咽炎、喉炎、白喉、感冒、麻疹、猩红热等疾病都会有喉咙痛的症状,应及时治疗这些疾病。如是咽炎,可用解毒消炎丸,每日3次,每次4~6粒,或用罗汉果1个,切碎,代茶饮;如是喉炎,可用胖大海3枚,加中药桔梗8克、甘草4克,代茶饮。

11. 严重的喉咙痛要及时去医院诊治。

扁桃体发炎怎么办

当人张开嘴,在小舌头(悬雍垂)的两边,可以看到模样像扁桃的东西,这就是"扁桃体"。

扁桃体是免疫器官,人在受凉、劳累或烟酒过度时,它就容易红肿或化脓,出现咽痛、发热、吞咽困难和全身酸痛等症状。若多次发作,能发展成慢性扁桃体炎。

以前,对发炎的扁桃体常给予切除,现在有了新的认识,医生已不轻易做这样的切除手术了。美国专家认为,对扁桃体经常严重发炎的孩子,还是应实施摘除手术。所谓"经常",是指每年扁桃体发炎7次以上;"严重"是指因病影响到学习。我国医学专家主张:如果孩子每年有5次以上的扁桃体发炎,并且连续两三年这样,那就应考虑摘除扁桃体。

扁桃体发炎时,扁桃体会红肿或化脓,出现咽痛、发热、全身酸痛、吞咽困难等症状。

预防扁桃体发炎要增强自身抵抗力,防止受凉、过劳、感冒等。

1.取牛黄解毒片2~4片,研为细末,用高度白酒调为糊状,睡前敷于颈部上方压痛处,并用胶布固定,晨起洗去,连用2~3日。

2.将中药生大黄20克,焙干,研成细末装瓶。用时以醋或茶水调匀,敷于面颊部,每次8小时,每日1次,连用3~4日。

3.大蒜适量,捣烂如泥糊,敷于双手虎口(即合谷穴)处1~3小时,以局部皮肤发痒为度(取下)。

4.冰糖50克,冰片2克,共研末,每日取少许以小管吹向患处,日吹2~3次。

5.1杯热水加1匙盐和10滴白醋,含漱,每日数次。

6.鲜菠萝汁,含漱,每日数次。

7.荸荠,洗净,绞汁,每次口服50毫升左右,缓缓咽下,日服3次。

8.白萝卜汁100毫升,甘蔗汁100毫升,白糖30克,搅匀后服用,每日3次,连服3日。

9.蛇蜕(即蛇蜕皮,中药店有售)4克,瘦猪肉100克,加水煎煮,食肉饮汤,每日1剂,连服3日。

10.珍珠粉,每次 3 克,以水冲服,日服 2 次,连服 2～3 日。

声音嘶哑怎么办

人的咽喉部有两条声带,说话、唱歌时,气体震动声带就会发出声音来。如果声带有了病变,就不能正常震动,声音就会嘶哑。

声带上长了息肉或者是声带闭锁不全可引起慢性声音嘶哑,故应及时就诊。

因为说话过响、高声唱歌、伤风受凉、剧烈咳嗽而引起的急性声音嘶哑,可用下法处理:

1.少说话,减少声带震动,并戒烟戒酒。

2.在每顿饭后 3 小时左右,用温开水调服蜂蜜 1 汤匙,连服 3 日。

3.萝卜 200 克,鲜生姜 40～50 克,洗净,捣烂,取汁,口服,每日 3 次,每次 1～2 汤匙。

4.胖大海 10 克,加水适量,煮沸 3 分钟,将汁连渣倒在茶壶内,代茶饮。

5.鲜石榴,去皮,取籽慢慢嚼服,每日 2～3 次,每次一两个。

6.蜂蜜 30 克,冰片 0.6 克,混匀,冲入开水,待凉,少量多次地缓缓咽下。此为一日量。

7.食醋 250 毫升或多一些,鸡蛋 1 个,在搪瓷器皿中煮熟。熟后去蛋壳,再将蛋煮 10 分钟,醋、蛋一起吃。

8.唱歌、讲演前,先少量喝点芝麻油。

口舌生疮怎么办

口舌生疮的主要表现:口颊、舌边、上腭等处溃烂发白、糜烂,疼痛,口水增多,进食困难等。有些人周期性地出现口疮,谓之复发性口疮。本病多有家族史。据调查,父母双方都有病史者,其子女 90％会发病,而父母双方都未曾有病史者,其子女的患病率仅为 20％。有些女病人每于月经前十几天发病,此称之为经前期口疮。

有些人的口疮与紧张、劳累、挫折或胃肠病有关。

治疗口疮,可选用下方:

1. 冰硼散(或锡类散或绿袍散或云南白药),外搽患处。

2. 细辛 2 克,研成细粉,分成 3 份,每天用 1 份,酌加温开水调成糊状,敷于肚脐,外用塑料纸衬垫,再包扎好或用胶布粘好;每日换药 1 次,连敷 3 日。

3. 黄连 2 克,加少量水,隔水炖,取浓汁,以汁涂抹口腔患处,每日 2~3 次。

4. 金银花 15 克,煎水含漱。

5. 将维生素 E 胶丸刺破,挤出药液涂于溃疡处,于饭后及睡前各涂 1 次。或将维生素 B_2 10 毫克和维生素 C 100 毫克压碎后,以芝麻油调和涂于溃疡处,早晚各涂 1 次。

6. 牛奶先含后咽,多用几次;亦可用全脂奶粉 30 克,用沸水冲泡后加白糖适量,早晚各服 1 次,连用 2 日。

7. 痢特灵 1 片,研成粉末,敷于溃疡处。

8. 西红柿汁含于口内,每日数次,每次含 5 分钟。

9. 鲜鸡蛋一二个,煮熟后剥出蛋黄,以小火慢煎,熬成蛋黄油,再加入冰片少许,取油涂于口腔,每日 3 次。

10. 鸡内金,用竹筷夹住,放在火上烧烤成黑炭,研末,敷于溃疡处。

11. 蜂蜜涂于溃疡处,每日数次;或口含 1 块冰糖也有效。

12. 美国一位口腔医学专家建议:在嘴里含冰块可消肿止痛。

13. 必要时,及时请医生诊治。

口臭怎么办

口臭可能与口腔不卫生或口、鼻、咽部的疾病有关,也可能与进食某些有特殊气味的食物有关。消除这些原因后,口臭可以消失。当然,多数人的口臭要与全身健康状况联系起来考虑。例如,有胃肠道疾病和急性传染病的人可能会有强烈的口臭。所以,要努力找出口臭的原因。

通常对付口臭的方法有：

1. 避免吃大蒜、洋葱之类刺激性的且不易消化的油腻食物，并保持大便通畅。

2. 清晨空腹饮 1 杯淡盐水。

3. 勤漱口，刷牙时可清洁一下舌头。

4. 白菊花加冰糖，用开水冲泡后代茶饮。

5. 含少许桂花于口中，1 日数次。亦可取桂花籽 3 克，水煎后于饭后漱口。

6. 将萝卜洗净后，榨汁，取汁含漱，每日数次。

7. 咀嚼青果（青橄榄）或口香糖，也可嚼生花生。

8. 常吃海带、绿豆、百合、山楂、香芹、蜂蜜等。

9. 服用维生素 C。

10. 白豆蔻 1 克，分数次含于口中，并缓缓咀嚼。

11. 用柠檬汁漱口，再喝点无糖酸奶，能很快消除口臭。

12. 生姜 3 片，红枣 7 枚，煮水，常喝。

13. 美国"美容牙科之父"斯米戈尔博士表示，自制漱口液可防治口臭。方法：在 1 杯水中，加入 1 滴薄荷油或茶树油，漱口 1 分钟后吐掉。

14. 探究并治疗引起口臭的疾病，例如孩子口臭，应在医生指导下治疗。

15. 假如是因为吃了葱蒜等后口中留有异味，那就不是口臭病，只需吃一二枚大枣或嚼一些茶叶，或使用水果型牙膏刷牙，即可去除这些气味。

口干舌燥怎么办

口干舌燥以唾液不足为主要特征。唾液分泌不仅可使口腔湿润，而且唾液里的一些成分还是抵御有害微生物的重要物质。唾液不足会引发一系列的不良后果，例如吞咽食物不大方便；吐字、发音有些困难;口臭的可能性增加了;牙病的发生率提高了……

中医认为,口干舌燥是心肾不交、肾水不足所致。现代医学认为,口干舌燥可能与唾液腺感染、受伤或药物反应、放射治疗,特别是与免疫系统疾病相关。

处理方法:

1.猕猴桃,每日食用 1~2 个。

2.枸杞子 20 克,加粳米 30 克,煮粥吃,每日 1 次。

3.枸杞子 20 克,水煎,临睡前服,每日 1 次。

4.甘蔗汁 1 小杯,滴入姜汁少许,徐徐饮下,日服 2 次。

5.西红柿汁与甘蔗汁各半杯,混匀服下,每日 1~2 次。

6.每天适量饮水,分次饮用。

7.绿茶水(泡浓些)加蜂蜜 1 匙搅匀后,在嘴里停留一会,再缓缓咽下,一日多次。

8.食用富含钾、镁、钙的食物。

9.食用富含各种维生素的食物。

10.口嚼人参:每晚临睡前,取人参 1~2 片或根须少许,放入口中慢慢细嚼,产生唾液时咽下,最后将人参嚼碎咽下。

11.含枣核:将枣核含在嘴里,唾液一多就咽下。这是古代名医李时珍推崇的方法。他说:"常含枣核治气,令口行于液,咽之佳。"

12.咀嚼口香糖:每日咀嚼数次。

13.服用中药六味地黄丸:每服 9 克,日服 3 次,至少服 1 个月。

牙痛怎么办

引起牙痛的原因很多,龋齿(俗称"虫牙")和牙周炎(牙龈红肿化脓)是最常见的导致牙痛的原因。

处理方法:

1.平时要注意口腔卫生。

2.用棉球蘸十滴水或清凉油少许,放在疼痛的牙上。

3.甜瓜(香瓜)皮 6 克,水煎,冷后含漱,可治风火牙痛。

4. 用碳酸氢钠片填塞于龋洞中。

5. 生地 20 克，放入白酒（100 毫升）中浸泡 24 小时，待酒色发红后，口含此酒置于龋齿处，含不住时吐出，连含几口即可止痛。

6. 白酒 100 毫升，食盐 10 克，放在搪瓷茶缸内搅匀，待溶解后烧开。待温，含一口，需吐出，不可咽下。反复含几次。

7. 茶叶 3 克，用开水冲泡 5 分钟后去茶叶，加入几滴食醋，含饮，每日 3 次。

8. 陈醋 100 毫升，花椒 5 克，加少许水，煎开，放凉，含漱。每日数次，可消炎止痛。

9. 取咸鸭蛋 2 个，韭菜 90 克，食盐 9 克，放在砂锅内加水同煮，空腹 1 次服下，每日 1 或 2 次。

10. 在手背虎口处的合谷穴按揉数下后，贴上麝香止痛膏。

11. 取药棉少许，放入 70％酒精或 60 度左右的白酒内浸透，然后取出塞入外耳道：左侧牙痛塞左耳、右侧牙痛塞右耳（此法对普通的头痛、头晕或痛经也有一定的效果）。

12. 服止痛片和消炎片。

13. 及时请医生诊治。

牙龈出血怎么办

有的人一刷牙，牙龈就出血，这可能与牙刷毛过硬、刷牙时用力过大有关。牙龈组织柔软，其间富含血管，经不住这样的刺激。此外，牙齿本身有炎症或患有坏血病、血小板减少症、血友病、慢性肝炎时，也容易发生牙龈出血。

防治方法：

1. 正确刷牙，选择软硬适度的牙刷，选用有消炎止血作用的药物牙膏。

2. 平时要保持口腔卫生，避免出现牙结石。

3. 找出原因，治疗原发病。

4. 可用西红柿一二个，蘸白糖吃，每日 2 次。

5.白菜根 100～150 克,煎水代茶饮。

6.鲜马兰头 50 克,捣汁或水煎,酌加白糖或蜂蜜调服。

7.慢性牙龈出血、久治难愈者,可试用下方:地骨皮 150 克,大黄 90 克,加水 1000 毫升,浸泡 2 小时,煮沸 15 分钟后取出药液,再加水 500 毫升,再煮沸 15 分钟。接着合并两次药液,过滤去渣,加食醋 200 毫升。混匀装瓶,每天含漱药液三五次,每次 25～50 毫升,用完即可。

耳鸣怎么办

有声音而听不见,谁都会着急的;老觉着耳朵里有声响,同样也会使人烦恼。

耳鸣的人,就有这些奇怪的感觉,似乎"听到了"夏蝉的鸣叫,秋虫的唧唧,或者是机器的阵阵轰响,钟表的嘀嗒之声。实际上,他周围的环境里并没有这些声音。

耳鸣可限于一耳,也可两耳同时发生。既可断断续续,也可日夜不停。这种看不见、摸不着而又挥之不去的声响,并非悦耳之音,搅得人心烦意乱,无法安宁。

耳鸣有时是耳聋或高血压、心脏病等疾病的先兆,病人应与医生一起寻找原因和对策。

建议:生活上张弛有度,少去喧闹场所,已有高血压病、动脉硬化症、糖尿病者,要积极治疗基础疾病。

自己可选择以下方法防治:

1.耳鸣时,可咬紧牙齿。右耳鸣响咬右侧牙齿,左耳鸣响咬左侧牙齿,两耳鸣响咬两侧牙齿。

2.静坐、搓手掌数十次,待掌心变热,用掌心紧按双侧耳门,反复做几次。亦可用两手掌心对着耳孔,先顺时针转 36 次,再逆时针转 36 次,可稍用力。每天早、中、晚各做 1 次。

3.吹气治疗:让病人含冷开水一大口,操作者手拎病人患侧耳尖,随即急速向耳内轻吹一口气。与此同时,示意病人猛然咽下口中的水。必要时,再来 1 次。

4. 两足开立,与肩同宽,腰向下弯,头向下垂,尽量使头与地面垂直,持续 30～60 秒,耳鸣可望消失。

5. 两手中指将耳郭向前按,要闭住耳孔,然后用食指按住中指弹拨,自觉有"咚咚"声响,弹拨 36 次。

6. 每天早晚各空抖下巴 100 下,可缓解症状。

7. 百合 90 克,研成粉末,每次 9 克,用温水冲服,每日 2 次,对阴虚火旺者耳鸣及听力减退疗效较好。

9. 壮族民间方:菊花 12 克,蝉衣 6 克,枸杞子 10 克,鸡肝 1 只,煮后食之,每日 1 次,连用 2 周。

耳朵瘙痒怎么办

有病人患耳道瘙痒近 30 年,每每痒得钻心,只得用耳挖勺掏。"每天必掏,每掏必破,耳道天天有渗出液,分泌物也特别多。常因掏耳朵导致发炎,打针吃药花了很多钱——这位病人的痛苦可想而知。

不严重的耳道瘙痒者可这样处理:

1. 将耳屏轻揉若干下,用棉签蘸酒或蘸甘油后,在耳道里擦拭几下,但棉签不可太向里伸,以免不小心碰伤耳膜,每日擦拭 1～2 次。或到药店买醋酸地塞米松乳膏、眼药膏各 1 支,将两种药膏挤出一些混合后,涂在耳道内,每日 1～2 次。

2. 耳朵干痒者,以橄榄油滴于耳内,每次 2～3 滴。每天早晚各滴 1 次。

3. 耳朵瘙痒伴有渗出液者,可先用棉签擦干渗液,再用 1 根棉签蘸上药膏,慢慢地插入病耳中转几圈后取出,每日早晚各 1 次。

4. 耳科专家认为,中老年人由于血液循环减弱、新陈代谢减慢、耳道分泌物减少,耳道易干裂、发痒,可考虑服用鱼肝油来改善症状。注意:服用鱼肝油时,剂量不宜过大,时间不宜过长。

耳朵里有水怎么办

游泳时,耳朵里有时会进水。这时,不要用手指去掏,因为耳朵里的皮肤经水浸泡后很容易被抓破而致发炎。可将头偏向有水的一侧,用同侧的脚做单脚原地跳,3～5 次,水就能够流出来了;也可以用药棉棒将耳朵里的水吸出来。

得了中耳炎怎么办

中耳炎是较常见的耳病,大致有两种类型:一为单纯性中耳炎。这种中耳炎流脓为黏液样,无臭味,时好时坏,但很少产生并发症,通常以药物治疗为主。另一种为胆脂瘤型中耳炎。这种中耳炎流脓持续不断,脓呈乳腐汁样,有恶臭,多为脱落的皮屑堆积而成的瘤样物,其中含有胆固醇,故名"胆脂瘤"。它可以破坏骨壁,影响听力,可引起多种危险的并发症,如面瘫、脑膜炎、脑脓肿等。因此,医生往往主张尽早对胆脂瘤行手术处理。

据报道,急性中耳炎的发病率冬季要比夏季高出 1 倍。虽说它有 50％以上的自愈机会,但患病后仍应积极治疗,以免转为慢性病。

预防感冒和治疗鼻窦炎、扁桃体炎等上呼吸道感染是预防中耳炎的重要措施。不过,"被动吸烟"与食物过敏也被认为是引发儿童中耳炎的原因之一。此外,还有某些急性中耳炎并无耳痛和耳流脓的现象,但却可导致听力下降。以下几点值得注意。

1.用药前,先清除耳道中的分泌物,接着滴入 3％双氧水 3～5滴,用棉签将双氧水拭干,然后滴入消炎药液。每日 2 次,每次 6～8滴。约 10 分钟后,侧头将流出液擦去。

2.按上法用双氧水洗耳后,用棉签蘸中药冰硼散涂患处,早晚各 1 次。滴药或搽药后,将耳郭向后下方牵拉一下,并将耳屏轻按几次,有利于药物到达患处。

3.将煮熟的鸡蛋黄放勺内,以微火熬出油,倒入小玻璃瓶内备用。洗耳后,用棉签蘸蛋黄油滴入耳内,早晚各 1 次。

4.每次取新鲜韭菜叶适量,洗净,捣烂取汁。洗耳后,取韭菜汁滴耳,早晚各 1 次。

5.取新鲜大蒜头压碎,取汁,加入少量橄榄油或芝麻油,搅拌均匀,置于玻璃瓶中。洗耳后,用 2～4 根棉签吸足大蒜油,缓缓插入耳道深处(切勿损伤耳膜),30 分钟后取出,每日早晚各治疗 1 次。

小虫入耳怎么办

因室外露宿或偶然巧合发生小虫子钻进耳朵内。遇到这种情况,自己不要轻易用手去挖或用火柴棒去掏耳朵。这是因为,虫子是头部朝着里面的,越用东西掏挖,它就越往里边钻,耳朵也就越痛,弄不好还会把鼓膜弄破。

怎么办呢?

1.虫子一般是喜欢亮光的,所以应马上将耳朵对着灯光或太阳,或用手电筒照射耳朵,这样小虫子会自己爬出来。

2.如果虫子在左耳,就用右手紧按右耳;虫子在右耳,则用左手紧按左耳,它也能出来。

3.往耳朵内滴些食用油或白酒,虫子如未迅速爬出来,就会被淹死在里面,此时可取出虫尸,并吸干耳内的油或白酒。

4.取一小棉签,沾上少许糊精(糨糊),粘取小虫或虫尸。此法对误入耳道的麦粒、稻谷等异物尤为有效。

晕车晕船怎么办

在交通发达、舟车方便的今天,想从甲地去乙地的人,谁不愿意借助车、船或飞机,以便很快地到达目的地呢。然而,有少数人在乘坐这些交通工具时,会不由自主地出现头晕、恶心、四肢无力、口涎增多等症状,甚至翻肠倒肚地大吐起来。这些"出门走一遭,好似病一场"的人,原来是得了晕动病,习惯上称为晕车或晕船。

晕动病是可以防治的:

1.平时有意识地让脑袋转动转动,也可以荡荡秋千,摇晃摇晃身体,以提高适应颠簸的能力。

2.乘车船前,少吃些东西。还可将伤湿止痛膏贴在肚脐上。

3.乘车船时,最好靠窗坐,多吸些新鲜空气。

4.乘车船时,尽量少看或不看迅速移动的树木或起伏的波涛。

5.嘴里含几粒人丹。

6.手中拿1块鲜生姜,不时削下一小片,放在鼻前闻闻姜味,或用姜汁涂抹于鼻孔下方。

7.在小杯温茶水中加2～3毫升酱油,饮下。

• 妇儿科疾病

来月经时,腰酸腹痛怎么办

月经是女性生殖功能成熟的标志之一。因为月经是"一月一来"的生理现象,有些女性在来月经时会有腰酸腹痛的现象,这就是"痛经"。

痛经的发生可能与情绪有关,因为紧张、恐惧的心理能导致痛经,有时子宫发育不佳和某些生殖系统疾病也能引起痛经。

治疗痛经,最好的办法是找出原因,对症处理。

一般来说,可采用下列办法:

1.将75%酒精棉球挤干,缓缓塞入痛经者的外耳道。

2.有一种痛经贴膏,将它贴在脐下的气海穴、子宫穴及脚踝内侧上约3寸处的三阴交穴。在月经来的前几天或当天贴,每3天更换1次,直到痛经缓解后取下。

3.生姜3片,红糖100克,水煎服。若加50克大枣一同煎服,效果会更好。

4.益母草80克,水煎服,可酌加红糖。

5.葵花子15克,山楂30克,一同炒熟,打碎,加少许水,煎成浓汁,再调入30克红糖服用。

6.用白开水调服云南白药0.5克。

7. 白酒 50 毫升,在瓷杯内烧开后加入红糖 25 克,再烧开,趁热服,每日 1 次,连服 2 日。

8. 韭菜汁 1 杯,加红糖炖温后服,服后俯卧半小时。

9. 金针菜(干品)20 克,水发,洗净,加适量水煎煮,煮沸后打入青壳鸭蛋 2 个,再加入酒酿 50 克,煮熟加入红糖服用,每日 1 次,分 2 次服完。另有医生介绍:经前 3 天,每天食用约 200 克煮开的醪糟(酒酿),可预防痛经。

10. 研究发现,热疗可以改善血管收缩和子宫平滑肌的痉挛,故可治疗痛经。具体方法是:将电热毯垫在身下,用热水袋敷下腹部。经期受凉或淋雨后,要喝些热的生姜红糖水以祛除体内寒气。

11. 饮食上,平时应少吃生冷、酸辣等食物,经期忌食寒凉、刺激性食物,可食用清淡的含油脂较少且富含营养的食物,如荞麦面、玉米面、紫菜、海带、鸡蛋、瘦肉、蔬菜、豆腐、淡水鱼等。

12. 从月经来潮前 2 天开始,每天吃炒毛栗约 250 克,连吃 3～4 天,或用当归、生姜、桂皮炖羊肉吃,或吃 1 块巧克力。此法有预防痛经的作用。

13. 经期,睡前喝 1 杯加 1 勺蜂蜜的热牛奶,可缓解痛经。

14. 国外研究认为,在月经前 2 天和月经开始后的 3 天内,每天服用 1 片维生素 E,对痛经有一定的疗效。

月经过多怎么办

女性到了青春发育期,就会有月经来潮。每次月经要流出多少经血呢? 妇科专家发现,每个人的差异较大。少的只有 20～30 毫升,多的近 200 毫升,通常为 50～60 毫升。若经量过多,那是需要重视的,要及时请医生诊治。

家庭处理方法有:

1. 豆腐 500 克,陈醋 150 毫升。用醋将豆腐煮熟,于饭前食用,每日 1～2 次。治疗期间忌食辛辣、刺激性食物。

2. 人参 6 克,煎水。阿胶 20 克,烊化后,冲入人参煎液,趁热食用,每日 1 次。

3. 藕节 30 克,先用水煎煮,沸后加入荠菜,再沸即成,食菜饮汤。每日 2 次,空腹食用。

4. 墨鱼(乌贼鱼)连骨 100 克,小火炖烂后,加入红糖适量,空腹服下,每日 2 次。

5. 老丝瓜 1 个,烧干后研为细末,每次服 9 克,以盐开水调服,每日 1 次。

6. 地榆炭 30 克,侧柏叶炭 15 克,炙黄芪 30 克,水煎后去渣,加入陈醋 10 毫升,每日 1 剂,分 2 次服。连服 3 日。

7. 党参、白术各 10 克,炙甘草、生姜各 6 克,硫黄 10 克,共研为细末,用酒调成糊状,敷脐,每 5 日换药 1 次。

闭经怎么办

第一次来月经叫初潮。有资料表明,96％以上的女性初潮年龄在 10～17 岁,多数集中在 13～14 岁。

假如年达 18 岁还无初潮,或者是建立月经周期后又停止来潮达 3 个月则称之为闭经。前者为原发性闭经,后者为继发性闭经,因怀孕、哺乳或到一定年龄而绝经的,不属于闭经范畴。

从医学的角度来看,闭经可因子宫疾病、卵巢疾病、脑垂体疾病、结核病、营养不良及精神因素、寒冷刺激等引起,宜找出原因,对症治疗。

一般的预防方法是:注意饮食营养,避免精神上受到重大刺激,不可过于劳累,经期不下水田,不干重活,不能房事。

家庭处理方法有:

1. 人乳 1 杯,韭菜汁半杯(韭菜 250 克,洗净后挤汁),一起放入碗中,隔锅炖半小时,早晨空腹 1 次服完,连服 3 日。

2. 山楂 60 克,红糖 30 克,水煎服,每日 1 次。

3. 金针菜 60 克,黑木耳 30 克,冰糖适量,共煮,连食 10～20 日。

4. 菠菜根 100～150 克,猪血或禽血 60 克,共煮,每日 1 次,连服

1个月。

5.桑葚 60 克,白果(去心)30 克,大枣 10 枚,共煮,常服。

6.红糖 60 克,红枣 3 枚,老生姜 15 克,马兰头 1 把,加水煮,煮汁当茶饮,至月经来为止。

7.鳖 1 只,宰杀,取血,用黄酒、开水各半杯冲之,趁热服。另将鳖肉煮熟食用,连用数只。

8.老母鸡 1 只,木耳 50 克,大枣 10 枚,将鸡去毛及内脏,加水煮熟食用。另有一验方是:乌鸡肉 150 克,鸡内金 15 克,丝瓜 100 克,水煮至肉熟烂后,加盐食用,每日 1 剂,分 2 次食用。

9.向日葵梗 10 克,猪脚爪 1 只,水煎服,连服 3 日。

10.荔枝肉 100 克,桂花 30 克,水煎后加红糖冲服,或水煎后加少许黄酒服,每日 1 次。

11.益母草 50 克,洗净后加水与鸡蛋 2 个同煮,蛋熟后,除去蛋壳,再放入汤中共煮约 5 分钟,食蛋饮汤,每日 1 次,连服几次。

12.绿豆 60 克,加水煮熟,再将鲜猪肝(切片)80 克,加适量调料,数分钟后服用,每日 1 剂,连食 8～10 日。

白带异常怎么办

妇女阴道内平时会有少量的分泌物。正常情况下,它是乳汁样白色或蛋清样透明的黏液状液体,即白带。

白带如有臭味,或分泌量过多,或白带变成灰黄、灰绿、带血,呈泡沫状、豆渣状、脓状、水状,并常伴有阴部不适者都属异常。这是患妇科病的征兆,此时,病人应及时去医院诊治。

日本妇科专家主张:妇女应穿白色棉内裤。

家庭处理白带异常的方法有:

1.鲜藕汁 100 毫升,红鸡冠花 10 克,红糖适量,加水 100 毫升煎汁,每日服用 2 次。

2.鲜墨鱼(洗净)250 克,瘦肉 250 克,一起炖熟服用,每日 1 次,连服 5 日。

3.淡菜 30 克,先用黄酒浸洗一遍;韭菜 50 克,洗净,切好,一起煮熟食之,每日 1 次。

4.藕 250 克,洗净,切碎,加白糖 125 克,水煮,去渣服汁,每日分 2 次服完,连服 7 日。

5.白果 10～15 粒,与猪肚(或鸡蛋或豆浆)一起炖熟,每日 1 次,连服 7 日。

6.乌骨鸡 1 只,洗净,腹内放入白果、莲肉、糯米各 20 克及胡椒 3 克,煮熟后空腹服。

7.绿豆 500 克,黑木耳 100 克,共炒焦,研末,每次 15 克,用米汤冲服,每日 2 次。

8.葵花子 25 克,鸡蛋 2 个(去壳),水煎,以白糖调服。

9.莲子、枸杞子各 30 克,猪小肠适量,煮熟后服之。

10.荞麦适量,炒黄后研成细末,用沸水加红糖冲服,每次 30 克,每日 2 次。

11.甲鱼 1 只,洗净,先用醋炒,加山药 50～100 克,一同放入砂锅内炖熟,调味后饮汤食菜,隔日 1 次。

近代名医张锡纯在《医学衷中参西录》一书中介绍一则治白带的单方,说它"颇有效验"。方法是:绿豆芽连头根 1500 克,洗净,加水两大碗,煎透去渣,加生姜 150 克,红蔗糖 200 克,以慢火收膏,每晨用开水冲服,约 12 日服 1 料,连服 2 料。此方为医家经验方,有益无害,白带异常者可试服。

妊娠呕吐怎么办

妊娠呕吐,是指妇女受孕后 40 天至 3 个月这段时间出现的不同程度的反应,如胸闷不适、恶心、呕吐、头晕、体倦等,一般在短期内可自行消失。但有的孕妇呕吐严重,几乎不能进食,会造成脱水和电解质紊乱及代谢障碍,此即"妊娠剧吐"。祖国医学将妊娠呕吐称为"妊娠恶阻"。

有些医学家认为,妊娠呕吐不一定是坏事。据研究,有妊娠呕吐的,日后小产的概率会减少 30%,早产的概率也会减少 17%。

呕吐宜予以积极对症处理。轻症者应保持精神愉快,并选择自己爱吃而又营养丰富、容易消化吸收的食物,做到少吃多餐,餐后宜静养片刻。重症者需要休息,有时甚至需去医院治疗,尤其要注意补充水分和增加营养。

家庭防治方法有:

1. 每次服用 1 小勺蜂蜜,每日 3 次。

2. 鲜生姜 1 片,放入口中咀嚼。

3. 鲜柠檬 500 克,去皮、核,切块,加入白糖 250 克,浸泡 1 日,再放入锅内用小火熬汁,待快干时,拌入少许白糖,食用。

4. 柚子皮 20 克,切碎,煎水,代茶饮,每日 1 剂。

5. 猕猴桃鲜果 90 克,加入生姜 9 克,一同捣烂,挤汁,早晚各饮 1 次。

6. 牛奶 1 杯,煮开,调入韭菜末 1 汤匙,温服,日服 1 次。

7. 米醋 60 毫升,煮开,加入白糖 30 克,待溶解后,打入鸡蛋 1 个,待鸡蛋煮熟,食蛋饮醋。

8. 糯米 50 克,炒焦后煮粥服用,每日早晚各 1 次。

9. 将鸡内金炒焦,研粉,日服 2 次,每次 5 克。

10. 鲜山药 200 克,去皮,切片,加鲜扁豆 50 克、陈皮丝 3 克及红枣肉 500 克(切碎)一起和匀后,蒸成糕,当早餐用,每次 50～100 克。

11. 鲜鲫鱼 1 条(250 克左右)、砂仁 3 克(研末)、油盐适量。鲫鱼去鳞、鳃、内脏,洗净,将油、盐、砂仁末拌匀放入鱼腹内,再用豆粉封住鱼腹刀口,置于盆中,隔水蒸熟,服用。每日 1 次,连服 3～5 日。

12. 美国营养学家认为,柠檬汁和油炸土豆片是防止孕妇呕吐的好食品。

13. 据介绍,分散注意力(如看书、打牌、做益智题等)可防止孕吐。早餐少吃点,也有益于减轻孕吐。

产妇少乳怎么办

婴儿呱呱坠地就嗷嗷待哺,可是有些母亲想给孩子喂奶而又奶汁不足,真是急死人。如何能增加母乳的分泌量和提高母乳的质量呢? 下面介绍的是行之有效的饮食方法,可根据实际情况参考应用:

1. 鲤鱼 1 条,去肠,不去鳞,加赤小豆 100 克和姜、醋少许,炖汤食之。

2. 猪蹄一两只,加花生米 150 克,一同煮熟,饮汤食花生及猪蹄。

3. 蛏肉 250 克,黄酒适量,蒸后再煮汤服食。

4. 鲜带鱼 300 克(洗净),生木瓜 400 克(去皮、核),切块,共放入锅内,加水煨熟,调味后服食。

5. 豆腐 250 克,红糖 100 克,水煮,加米酒 50 毫升,1 次服完,连服数日。

6. 甲鱼(鳖)1 只,去肠杂等;猪蹄一两只,洗净;加红枣 5 枚、生姜 50 克、陈皮 5 克,加水,煮汤,每周 1～2 次。

7. 红薯(山芋)300 克,洗净后连皮与新鲜猪骨 500 克同煮,熟烂后任意饮服,每日 1 次,连用 2～3 次。

8. 每日早晨空腹饮下啤酒 1000 毫升或更多些,连用2～3日,催乳作用甚佳,宜选用无酒精啤酒。

9. 活鲫鱼 1 条,400～500 克重;豆芽 100 克,洗净;前两味加水煮至半熟,再加适量黄酒,清炖至熟透,调味后食肉饮汤,每日 1 次。

10. 乌贼 200 克,猪蹄 1 只,清炖,每日 2 次。

11. 黄花菜 50 克,瘦肉、大米各 100 克,加盐、葱、姜,煮粥。

12. 生南瓜子仁捣泥,用开水送服,日服1～2次,连服3～5 日。

13. 服维生素 E。一种方法是:如产后第 4 日缺乳,可每次服维生素 E 100 毫克,每日 3 次,连服 3～5 日。见效后,每次改服 100 毫克,日服 1 次。日本学者提倡在分娩前 10 日左右开始服用维生素 E,每次 100 毫克,每日 3 次,至产后 1 周停止。

14. 国外研究认为,坐式分娩的产妇比仰卧式分娩的产妇平均要多30％的乳汁。

15. 国外验方:将胡萝卜烤熟后食用,每晚 1 次,每次食用一两根。

乳头凹陷怎么办

乳头凹陷不是病。有经验的母亲或医生常将初生女婴的乳头轻轻捏出,这样日后就不易发生乳头凹陷的现象了。发育时,乳罩不可过紧,以免压迫乳头。长大后,乳头凹陷会影响哺喂婴儿,可用下法矫正:

1. 用 75％酒精棉球或温开水将乳头及周围皮肤擦洗后,以手指轻轻将乳头往外拉,每日 1～2 次。

2. 喂奶前,先热敷乳房,用吸奶器吸出乳汁,再将乳汁装于奶瓶内喂养婴幼儿。吸奶器药房有售。

3. 做"乳房十字操",即用自己的拇指,在乳头四周向上、下、左、右牵拉乳晕部皮肤和皮下组织,使乳头向外凸出,每日 2 次,每次 5 分钟。最好从孕期一开始就这样做。

乳头破裂怎么办

分娩后的产妇,乳房因分泌乳汁会"自动地"胀大和充血,这是正常的生理现象。

不过,乳头的皮肤很嫩,如果产前未做必要的护理,婴儿吸吮后易使表皮破裂。乳头破裂通常在哺乳数日后发生,初产妇乳头破裂的可能性更大。破裂严重时,可见小裂口及溃疡面。婴儿吸吮时,乳头会有剧烈的疼痛,产妇亦因此而惧怕哺乳。

家庭预防方法有:在怀孕期间,要注意保持乳房的清洁;到怀孕后期,要常用温水擦洗乳头,并在乳头上涂些芝麻油等,可防止日后哺乳时乳头破裂。

治疗措施有：

1.在乳头破裂处,涂抹一些鱼肝油、芝麻油或花生油。

2.到中药店购买生肌散 50 克,用适量熟猪油调匀,涂于乳头破裂面,哺乳时洗去,哺乳后再涂。

3.用清洁手帕覆盖乳头,可减少其与衣服的摩擦。

4.若乳头破裂严重,要减少喂奶次数或暂停喂奶。

子宫脱垂怎么办

子宫是胚胎的"温室"、育儿的"宫殿",其在人类的繁衍生育方面,做出了无与伦比的贡献。

如果子宫不能维持在正常位置上,而是沿着阴道下降甚至脱出阴道口外的,叫子宫脱垂,俗称"掉茄子"。祖国医学叫作"阴挺""阴脱"。

子宫脱垂主要由产伤、盆底肌肉松弛以及慢性咳嗽、习惯性便秘、久蹲、久站使腹压增加引起的。病人自觉肿物自阴道脱出,有下坠感及腰酸背痛,甚至行走、落座都不方便。农村妇女,特别是生育过多、过密或参加重体力劳动者常见。

预防:正确处理分娩过程和注意产褥期卫生。分娩时,一定要做到不过早用力和不过度用力。产褥期应充分休息,不仰卧,避免过早和过度操持家务与劳动。产前应积极治疗慢性咳嗽及便秘。

有人认为,用腹带可以帮助产妇恢复产后的体形并防止脏器下垂,其实这一观点并不正确。产后腹带不可过早使用,何时应用宜征求医生的意见。

下列家庭简便治法,可试用以下方法:

1.用熬煎过的羊油,频频涂于脱出在外的宫体部分。

2.韭菜或韭菜根适量,煎水熏洗阴部,每日 1～2 次。

3.醋 300 毫升,煮沸后倒入洗净的痰盂内,坐在痰盂上熏蒸 15 分钟,每日 1 次。

4.小便时,故意先停止排尿若干次,再排尿。

5.轻度子宫脱垂的病人,每天可做肛门收缩运动(紧缩肛门)数次,每次收缩 30～50 下,连续做 3 个月以上。

6.蓖麻油适量,加雄黄 5 克,调成膏,敷于脐部,每日 1 次。

7.猪大肠 1 段,长约 30 厘米,洗净,再将黑芝麻 100 克、升麻 10 克装入大肠内,加适量水炖熟。去升麻后,调味服食,常服。

8.小母鸡 1 只,去头、足、内脏,洗净,将金樱子 60 克,切碎,放入母鸡腹内。加米酒少许、清水适量,放入瓦盅内,炖服,调味后食肉饮汤。

9.山药 60 克,大枣 10 枚,鸡内金 10 克,大米 50 克,共煮为粥,每日 1 次。

10.乌龟头 2 个,以文火焙干,研末,分早晚 2 次食用,用开水送服,连服数日;亦可常食乌龟肉。

11.鳝鱼 1 条,洗净,以文火焙干,加入红糖适量,研末,用温开水送服。隔日 1 次,连服 10～15 次。

12.重度子宫脱垂的病人应去医院就诊。

女性外阴瘙痒怎么办

女性容易发生外阴瘙痒——这是指阴道口以外四周皮肤出现瘙痒症状。症状多由经期不注意外阴卫生或平时不注意局部清洁而引起;或由于白带分泌增多刺激皮肤而引起;或由于女阴的皮肤病(如湿疹、神经性皮炎、女阴白斑病等)而引起;或由于蛲虫、阴虱等寄生虫感染而引起;或因糖尿病及精神因素而引起。因此,应及时就医,找出病因,对症防治。

注意:一要养成讲卫生的良好习惯,努力保持外阴干燥,不穿化纤内裤,宜穿棉质内裤;二是发生瘙痒后,尽量避免用手搔抓,以防抓破皮肤而引起感染;不要用热水和肥皂(尤其是香皂)擦洗患处,这样做反而会加剧瘙痒;三是避免饮酒及食用辛辣之物。

可试用下法:

1.将生红薯捣烂,挤汁,用纱布蘸汁敷于患处,每日 1 次,现挤现用。

2.将生鸡蛋泡于老陈醋内,密封半个月后,用醋泡过的鸡蛋蛋清涂于患处,每日数次。

3.去中药房购买冰硼散,清洗外阴后,将药粉撒在患处,每日1次。

饮食疗法对女性外阴瘙痒有辅助的治疗作用,可酌情应用:

1.海带、绿豆各适量,一起煮烂,加红糖服用,早晚各服1次。

2.鲜马齿苋60克,洗净,切碎,与粳米50克、红糖适量,加水一同煮成稠汤,温热服,每日早晚各1次。

3.蚌肉30克,金针菜15克,丝瓜络10克,煮汤,用食盐调味,每日1剂。

4.鸽子1只,去毛杂等,洗净,与红枣15枚、发菜10克,加水炖熟,加少许食盐调味,每日1剂。

到了更年期怎么办

女性一生有几个特殊时期,更年期就是其中的一个特殊时期。由于环境、营养、遗传等因素的影响,有的女性在40岁左右步入更年期,有的在50岁左右才开始进入。更年期的标志:原本旺盛的卵巢功能开始衰退了。

生理上的变化和心理上的"进入老年"的想法容易使一些女性产生这样或那样的不适,这就是所谓的"更年期综合征"。症状通常表现为潮热、出汗、头晕、少食,有的伴有易激动、好哭或胸闷、心跳加快,也有的是消化道功能失调,之后是皮肤营养不良及尿频、尿急、尿失禁,等等。这些症状可在月经紊乱时出现或在月经周期缩短时出现,持续时间长短不一,有的在绝经后持续两三年时间。

现在认为,男性也有更年期,症状与女性更年期大同小异。然而学术界对"男性更年期"之说尚有不同的看法。

下面介绍一些女性在更年期的应对措施:

1.45岁以上女性应注意保持均衡的营养、适度的运动和乐观开朗的心情,不要人未老而心先老。

2.国外的研究报告认为,更年期妇女宜多食大豆制品。这样,若干年后她们的骨骼会依然比较强壮,较少发生骨折。

3.台湾有医生提出,更年期妇女饮食上应注意"四舍五入法"。"四舍"是减少脂肪、胆固醇、盐和酒的摄入;"五入"是增加摄入全谷类食物,增加摄入蔬菜和水果等,增加摄入大豆蛋白质,多食富含维生素和富含钙的食物如牛奶等,每天饮 6～8 杯水。

4.在医生的指导下服用尼尔雌醇,如每月 5 毫克或每周 2 毫克,口服。

5.日本有医生认为,绝经后服用人参有助于防治更年期出现的种种不适。

孩子不肯吃饭怎么办

婴儿出生后知道吮奶,6 个月后可加入辅食。孩子的身体健康和发育成长离不开一日三餐。

可是有一些孩子却进食很少,吃得不香,甚至故意拒食。

遇到这种情况,做父母的不要着急。应当首先查找原因。由疾病引起的,要先看好病;偏食的,要和孩子先讲清道理,大人在平时更要做好榜样。事实上,许多父母总希望孩子多吃再多吃一些,但实际上由于孩子进食过量而最终会引起其厌食。孩子拒食或挑食严重时,不必强制进食,不妨停一顿,而且两顿之间不让他吃任何零食,待他饿时再给予食物。更好的办法是让孩子参与到集体生活中去,或与饮食习惯良好的孩子一起吃饭,从正面引导、鼓励他进食。

防治单方:

1.生姜 5 片,大枣 10 枚,水煎服。

2.生山楂 500 克,去核、柄,洗净后煮熟,加入蜂蜜 250 克,小火煮 5～10 分钟,每日 1 次。

婴儿"溢奶"怎么办

小宝宝在吃完奶以后,常会从嘴里流出一些奶汁来,这种情况民间谓之"吐奶""漾奶",医学上叫作"溢奶"。

小宝宝为什么会溢奶呢?有解释是:因为小儿食管较短,胃呈水平位,贲门(胃的入口)肌肉与神经发育较差,幽门(胃的出口)又暂时紧缩着,此时孩子吃下的奶汁可随着胃的蠕动向上反流而溢出。

溢奶现象较为常见,一般与哺乳技巧有关,它不会影响孩子的生长发育。随着孩子逐渐长大,这种情况会停止的。

有时候,溢奶也可能与某些疾病有关,例如咽喉炎、肠胃炎、肠阻塞、牛奶敏感等都可引起溢奶现象,故仍应注意观察。若婴儿整体状况不佳,烦躁不安,哭个不休,眼泪与小便量少,有腹胀、腹泻或呕吐的,此时应去医院诊治。

不是疾病引起的溢奶,可用下法预防:

1. 在给宝宝喂完奶后,妈妈可轻轻将其抱起,呈竖直位,让孩子的头伏在妈妈的肩膀上,妈妈一手托住孩子的屁股,另一只手轻轻抚摩或拍打孩子的背部,待听到孩子打嗝就可以了。

2. 喂奶后,让孩子坐在妈妈的腿上,妈妈用手撑住孩子的头、胸,让孩子头稍稍向前倾(不可后仰),同时轻抚孩子背部。

3. 不要养成躺着喂奶的习惯。喂奶后,不要让孩子平卧在床,要使其头部、胸部的位置稍高于腹部(可在头胸部垫上小枕或毛巾),喂奶后不要马上与孩子嬉戏。

4. 用奶粉喂养的婴儿,要按喂养说明来调配配方奶。奶水太浓可能会加重婴儿的肾脏负担,奶水太稀则易致其溢奶。喂奶中途及喂奶后,宜轻拍孩子背部。

5. 有的妈妈奶水太多,加之孩子吃得急,婴儿很容易发生呛奶。如发现孩子呛奶,可马上揪住孩子的耳朵,稍微向上提几下就好了。

孩子哭闹怎么办

孩子的哭也是一种呼吸运动,偶尔哭一哭,有利于肺的发育,并无害处。

但孩子不会说话,他的哭,往往又是一种表达要求或痛苦的方式。

吃不饱时,孩子会哭,这时的哭声一般会由小而大,且声音洪亮。

肚子痛时,孩子也会哭,这时的哭声较尖锐,哭时两腿屈曲。

尿布湿了或要大便或睡眠不足、或过冷过热、或被虫叮咬等都会使孩子哭闹。若夜间孩子爱哭闹,要考虑是否与环境不适应、白天运动不足、午睡时间安排不当有关。如果是,就应改变环境,增加白天的运动量或调整其作息时间。此外,还要考虑孩子有无软骨病、蛲虫病或耳鼻方面的疾病,最好请医生检查一下。

总之,对孩子的哭闹,要寻找原因,根据不同情况进行相应的处理。

治夜啼单方:

1.将灯心草烧成灰,研末后敷在妈妈的乳头上,让小儿吮乳时咽下。

2.蝉衣,研为细末,每次3克,用开水调服,日服1次。

3 雄黄3克,研为细末,用水调成糊状,涂抹孩子的手心、脚心。

孩子"多动"怎么办

活泼好动不仅是孩子的天性,而且是孩子健康的一个标志。

但如果孩子有了"多动症",就应及时去医院就诊。

活泼与多动的主要区别:多动常发生于任何时候,包括发生在不该发生的场合,如在上课时,不仅自己不好好听讲,而且喜欢干扰别人。多动者往往想干什么就干什么,全然不顾后果。此外,多动儿童还有性格上的缺陷,家长对其管教的效果也不佳。这样的孩子常做不好精细动作,如系鞋带、剪指甲和手工劳动等。

多动可能还有其他原因,故应及时就诊。

对于多动的孩子,除更多地给予其帮助、引导外,还可应用运动疗法:

1.坐旋转木马。儿童坐在旋转木马上,由成人转动木马,先按顺时针方向旋转10圈,再按逆时针方向旋转10圈,交替重复数次。

2.跳蹦蹦床。让孩子在蹦蹦床上跳跃半小时左右。

3.滑滑梯。让孩子从滑梯上滑下,然后再爬上去,反复多次。

4.以色列医学专家认为,多动儿童应常与鸡、鸭、兔、乌龟等温顺动物接触,这种方法有助于让孩子安静下来。

注意:

1.不要大声斥责多动患儿,因为这只能加重其症状。

2.避免让孩子观看有打斗场面的动画片及电影,因为孩子可能会模仿。

3.个别孩子可能有自残及伤害他人的行为,故应努力避免让孩子接触利器。

4.美国医学家的研究认为,白天抱得多的孩子夜晚哭闹少。一组(50人)平均每天抱4.4小时的婴儿比每天平均抱2个小时的婴儿夜晚哭闹的时间要少。

孩子"疰夏"怎么办

在夏季,有些孩子会持续地出现低热或高热,同时,还伴有多尿、口渴、少汗或无汗、皮肤干燥和灼热等症状。中医称之为"暑热证",也称"疰夏"。孩子"疰夏"时间稍久,身体会渐渐瘦弱,精神疲倦,胃口不好,常感烦躁。

"疰夏"主要是由于小儿身体功能发育不全,体温调节功能差,不能适应夏季炎热气候的缘故而引起的。

如果医生排除为其他病变引起的发热且确诊为单纯性的"疰夏"时,那么,只要对孩子加强护理,预后就会好。因此,做父母的不要过于担心。

处理措施有:

1. 房间保持阴凉、通风,有条件者可在天气凉爽的地区度夏。

2. 孩子宜穿透气、吸汗的纯棉衣服,注意不要在中午强阳光下玩耍。

3. 可少量服用西洋参。

4. 多饮水(可加少量糖、盐)或西瓜汁,多吃富有营养而易于消化、少油腻的食物。

5. 伴有持续高热的孩子,可用比体温低2℃左右的温水浸浴,每日2次,每次浸浴约半小时。

6. 必要时,在医生的指导下服用镇静剂或退热药,但不可乱用抗生素。

7. 绿豆、赤小豆、白扁豆各50克,煎汤,加适量白糖,一日内分数次饮汤食豆,连服10日。

8. 荷叶100克,洗净,切碎,加入白糖100克,略炒后用水煎服,每日3次,连服10日。

9. 空心菜500克,洗净,切碎,加去皮荸荠(切片)200克,煮水服用,连服7日。

又:个别成人也会有"痄夏"现象,可参考上述方法处理。

孩子有"疳积"怎么办

有些孩子出现面黄肌瘦、肚腹膨大、饮食不香、大便溏泄、精神萎靡、心烦易怒的症状,人们认为这样的孩子得了"疳积病"。

疳积可由消化不良、营养不足或由寄生虫或其他疾病而引起,也可能由多种因素交织而引起的。

治疗疳积的方法有:

1. 找出原因,对症治疗,并严禁偏食。

2. 捏脊的效果很好(详见"捏脊疗法")。

3. 家长以并拢的四指或掌心在孩子肚脐周围按顺时针方向摩动3~5分钟,至皮肤发红为止,每日1~2次。

4.红石榴根皮 30 克(洗净、切碎),瘦猪肉 30 克,炖水服用,每日 1 剂,连服 3 日。

5.胃口不好且有腹泻者,可用鸡内金 15 克炒制,研成细末,每次 2.5 克,加糖服用,每日 2～3 次。

6.决明子 10 克,研成细末;鸡肝 1 具,捣烂;两物以少许白酒调和后,隔水蒸熟服用(可稍加调料),每日 1 次,连服 2～3 天。

得了"软骨病"怎么办

软骨病就是佝偻病。有软骨病的孩子,早期表现为睡眠不安、发惊、好哭、多汗等;病情严重时,出现肌肉松软无力、囟门闭合迟、出牙晚,甚至有骨骼变形的症状。

小孩得软骨病的主要原因是缺少维生素 D 和钙,维生素 D 能促进孩子对钙与磷的吸收。缺少了维生素 D,即使食物中有足量的钙和磷,人体也是不能吸收的。

人体内合成维生素 D,还需要阳光的作用。因此,预防软骨病,孩子要经常晒太阳。食物中也要保证有一定量的钙、磷。含钙丰富的食品有牛奶、豆制品、萝卜缨、雪里蕻、油菜、香菜、海带等。已有软骨病的,可适当补充钙片;有条件的,可遵医嘱适当补充鱼肝油。注意:鱼肝油不能多服和久服,以避免引起维生素 A 中毒。

鸡蛋壳 3～6 克,苍术 3～6 克,煎汤服用,每日 3 次;也可将鸡蛋壳洗净,炒黄,研成细末,每次以开水冲调 2 克服用,每日 3 次。上法有一定的治疗效果。

婴幼儿腹泻怎么办

腹泻是孩子最常见的疾病之一,多于夏秋季发病,症状表现为大便次数增多、便质稀薄而不成形。

婴幼儿腹泻容易引起脱水,故应引起家长的重视。

预防方法:一要提倡母乳喂养;二要防止伤食,喂食过多或喂食不定时或突然断奶或突然改变食物性质等都可能引起腹泻;三要防止受凉,尤其是腹部和尾骶部;四要防止食用被细菌污染过的食物。

对症状较轻的婴幼儿腹泻的处理办法有以下几种:

1. 腹泻阶段宜食用一些米汤或焦米汤。

2. 到药房买几包口服补液盐,按说明服用。也可自制:500 毫升开水(或米汤)中,加入 20 克白糖及 1.75 克食盐,混匀。年龄小于 2 岁的孩子每次腹泻后可口服补液盐 50~100 毫升,每天总摄入量不少于 500 毫升;大于 2 岁者,应鼓励其多饮一些,每天饮 1000 毫升甚至更多,亦可喂一些淡盐水或果汁,不宜喂白开水。

3. 将胡萝卜蒸或煮至软烂,加入适量的盐和水,碾细成软食,喂之。

4. 将香蕉在炉子上烘热、烘软,让孩子趁热吃下,每次食用 1~2 个,早晚各 1 次。

5. 沙枣 30 克,洗净,捣烂成糊后服用,每日 2 次。

6. 大米 100 克,用文火炒焦,碾粉,每次用 10 克左右煮成米汤,代水饮用。

7. 将蛋黄充分搅拌后倒入锅内,用文火煨干至颜色呈焦黄色,并带有香味为止,待冷,研末。1 岁以内的婴儿,每次服用 3 克;2~3 岁者,每次服用 4 克;每日 3 次,以温开水送服。

8. 将苹果去皮、去核后,磨烂,用纱布挤出果汁,每天喂几次,或将带皮的苹果洗净后,切块,以小火煮汤服用;亦可将苹果蒸熟后服用。

9. 玉米棒,烧成炭灰,加糖,口服,每次 0.5~1 匙,每日 3~4 次。

10. 法国科学家研究认为,应给腹泻的幼儿喂酸奶而不要喂纯牛奶。

11. 剪 1 块伤湿止痛膏或关节止痛膏,贴在幼儿两脚外踝下面。

12. 白胡椒 3~5 粒,研为细末,放于小儿脐孔表面,外用胶布粘贴住。

13. 可试用热水袋敷腹部,但要谨防发生烫伤。

注意:

1.保持肛门清洁,可在洗净并擦干肛门后,涂抹一些油剂。

2.幼儿发生严重的吐泻时,要及时请医生治疗。

婴儿湿疹怎么办

婴儿湿疹,俗称"奶癣",见于1岁以内的婴儿,可反复发作。湿疹大多发生在婴儿的面部、额头、眉间和头部,严重时还可见于四肢与躯体。开始时,婴儿多为颊部有红斑,红斑上有小丘疹及小水泡,并伴有黄色液体渗出,干燥后可结成薄痂。

湿疹引发的奇痒常使婴儿烦躁不安与夜间啼哭。但此病有"自愈"倾向。

婴儿湿疹的确切病因不易找到,可能的诱因有:食物过敏如食入牛奶、鸡蛋、鱼虾、鱼肝油或接触了清洁剂、化学纤维品等;消化功能的紊乱(如消化不良、便秘)或细菌、病毒的感染;气候与环境因素(如尘螨)。应注意观察并避免孩子接触这些因素。

患儿要避免使用肥皂与热水洗脸、洗澡,因为肥皂中的碱和热水的刺激可使湿疹加重。除痂,可用纱布蘸点植物油轻轻抹去痂。渗出液多时,用2‰硼酸水或茶水做冷湿敷。不要让孩子穿或盖毛衣、毛毯或化纤织物,宜选用棉布用品,且衣物宜轻、软、宽松。发病期间,让孩子暂停进食鱼、虾、蛋与牛奶,乳母也要忌食鱼、虾及葱、蒜、韭菜、辣椒等物。防止孩子用小手抓挠患处,或在枕头上转动、摩擦,必要时可给孩子戴上小手套。皮疹上无黄色液体渗出的婴儿可抹氟轻松药膏。

治疗婴儿湿疹的偏方有:

1.将新鲜香菜洗净,挤出汁来抹在患处。

2.绿豆30克,大米20克,煮粥服用。

3.服用西瓜汁或荸荠汁、鲜梨汁。

4.鸡蛋5个,煮熟,取蛋黄,锅内放入50克芝麻油,加入蛋黄,用小火将蛋黄里的油熬出,待蛋黄呈焦糊状即可。经常取蛋黄油涂抹患处。

5.贴土豆片。取新鲜土豆,洗净,削皮,尽可能将土豆切成大而薄的片状,然后平敷于患处。待皮肤吸干土豆上的水分后,再更换新的土豆片,反复多次这样做。注意:临用时切土豆,以确保土豆片饱含水分。

6.到中药店购紫草9克,洗净,晾干后,用适量的芝麻油将紫草炸焦,然后用制得的紫草油涂抹患处。

7.用云南白药粉均匀地外敷于患处,不妨先在部分范围试用,如无其他反应,再扩大范围使用。

婴儿得了脐病怎么办

脐带是母亲供给胎儿营养、氧气和胎儿排泄废物的通道。胎儿出生后,脐带在离肚脐近2厘米处被结扎,其残端一般在4～7天脱落。

但是,脐带残端易被污染,故有"病从脐入"一说。婴儿常见的脐病与处置方法有:

1.脐渗液:即脐窝内潮湿或出现少许分泌物。遇到这种情况,只要用碘酒消毒脐部后,再用75%酒精擦去碘酒,涂上紫药水并保持干燥即可。

2.脐出血:如果是脐带结扎不紧致血液外渗的,可重新扎紧结扎线。若非结扎不紧而导致的出血,应及时请医生处理。

3.脐炎:多为脐部消毒不严格或包扎的纱布被尿、大便污染而致局部红肿,脐内有脓样分泌物。此时,可用消毒棉签蘸生理盐水(或凉开水)洗去分泌物,再在患处撒上少许云南白药粉,再用消毒纱布盖好,以胶布固定。每日换药1次,一般2～3日痊愈。若不愈,且孩子总是哭闹不安,要及时请医生诊治。

4.脐疝:俗称"气肚脐""大肚脐",即脐孔出现一个球形的膨出物,大小像核桃。当孩子啼哭、咳嗽或吵闹挣扎时,脐疝更明显,平卧时脐疝常会回纳。有研究认为,怀孕早期母体缺铁、缺锌是诱发脐疝的原因之一,故孕期应注意保健。

大多数脐疝可在孩子周岁左右自愈。若2岁后,孩子仍然存在脐疝,应及时请医生诊治。

等待观察不一定是上策,有时可在家中试治之。下述方法是国内外广泛使用过的,比较简便,可供参考。具体做法是:取半只乒乓球,将球的凸面对准脐疝,外面再裹以宽布条,沿腰腹部扎紧即可。这样处置后,往往一两个月脐疝就好了。值得注意的是,如果脐疝总是不能回纳,且脐周疼痛不已,应警惕——也许是肠子卡在脐疝的缺损处了,应马上去医院就诊。

婴儿鼻塞怎么办

婴儿因不慎着凉可出现鼻子不通,呼气带有明显的声响,有时还打喷嚏。

处理的办法:

1.母亲可在喂奶时,将拇指和食指在热水杯上熨热,然后迅速将热的两指轻轻地在孩子的鼻梁上来回熨几下。

2.将葱白捣烂,把葱白汁液涂抹在鼻子下面,或将葱白捣烂后加入开水冲泡,以热气熏鼻。注意蒸气的温度不要太高。

3.冰片2克,用芝麻油或人奶10毫升调匀,再涂在孩子的鼻部,每日1~2次。

4.婴儿鼻塞往往在卧位时发生,此时不妨将他抱起,呈直立位,这样能使他安然入睡。

孩子鼻腔有异物怎么办

发现孩子鼻、耳等部位有异物,不要惊慌失措,也不要先训斥孩子,而应当认真察看,细心处理。

幼儿最易发生鼻腔塞入异物的情况。这是因为孩子好奇心强,抓到手边的物品常会尝一尝,有时就会不小心塞进自己的鼻腔。常见的异物有豆类、谷物、小珠子、纽扣、棉球、纸团(片)、果核、玩具上的小零件等。有时鼻腔虽然进了异物,但只要孩子没有感到不适,他们常常不会告诉家长,因此,家长要细心观察与仔细检查。

1.发现孩子鼻腔有异物时,大人不要用手去掏,以防越掏,异物进入得越深。

2.若异物较小,可紧压无异物的鼻孔,让孩子用力擤出异物;也可用棉花或纸捻刺激孩子的鼻黏膜,使其打喷嚏而喷出异物。

3.如鼻部前端塞进了纸片或棉球,可用圆头镊子取出。

4.若在家无法处理或孩子因异物进入鼻内出现鼻塞、鼻臭、鼻流脓血、哭闹不休时,应及时去医院处理。

小儿流口水怎么办

口水是人体的唾液腺分泌的。口水对保持口腔湿润、对食物的消化都是有益的。嘴里的口水是不断分泌的,人们会在不知不觉的情况下将它咽下,但婴幼儿还不会及时咽口水,口水只能顺嘴角流出来,所以嘴边总是湿漉漉的。孩子生口疮和长牙时,会出现口水增多,这是暂时的现象。如果孩子不是因为上述原因而导致经常流口水的,应及时请医生诊治,查找原因。

对于经常流口水的孩子,应当:

1.及时将嘴边擦干净,以防得嘴角炎。

2.不让孩子吮手指及吮空的橡皮奶嘴。

3.好的喂养能促进孩子大脑健康地发育。

4.在排除为神经系统疾病引起此症状之后,可试用下法治疗:

生姜 2 片,神曲半块,白糖适量,加水稍煮,代茶饮,每日 1 剂。

益智仁 25 克,半夏 25 克,陈皮 20 克,茯苓 20 克,甘草 10 克,共研为细末,每日早晚各服 3～4 克,可加入红糖冲服。

小儿遗尿怎么办

如果 3 岁以上的孩子在睡眠中尿床,谓之遗尿症。轻者夜间尿床 1 次,重者一夜可尿床数次。

遗尿可因膀胱炎(或龟头炎)、蛲虫产卵刺激及脑部疾病引起,但有时找不到明确的病因。通常,随着孩子年龄的增长,遗尿可以自愈。

小儿有了遗尿症(无明确病因的)该怎样处理呢?

1. 白天不要让孩子过度玩耍和劳累,晚饭宜吃干饭,饭后少喝水,睡前令其排尿,并在半夜叫醒孩子,待其清醒后再小便。即使在治疗期间及其后的一段时间内,仍应将其唤醒 1~2 次,令其排尿。

2. 不可羞辱、训斥和惩罚遗尿的孩子。

3. 每晚睡前,取黑胡椒粉填满肚脐,然后用伤湿止痛膏贴盖并压紧,以免孩子活动时漏出药粉。24 小时后去膏贴或更换,7 次为一个疗程。一般用药 1~3 个疗程即可痊愈。

4. 将雄黄粉填于脐部,然后用胶布贴好,冬季每周更换 1 次。如局部皮肤起水泡,可涂些紫药水。

5. 鸡肠 1 副,洗净,焙干,研末,加白糖拌匀,晚饭后用温水送服,连服 3 日。

6. 黑豆 300 克,放在患儿的中尿(中间一段尿液)中浸泡,至黑豆皮皱时取出,用铁锅文火(小火)炒至豆子香熟即可,装瓶。每次嚼食30 粒,每日 2 次,连食 10 日。

7. 每晚睡前吃 5~10 个干荔枝肉,连吃 1~2 个月。

8. 乌龟 1 只,去壳和内脏,加调料清蒸或水煮,隔日再食用1 次。

9. 鹌鹑蛋蒸熟,每日早晨服用 1 个,连吃 1 个月。

10. 将鸡蛋大的一头轻轻敲出 1 个小孔,放进白胡椒 5 粒,用纸糊住孔眼后,蒸熟,食用。5 岁以下孩子,每晚吃 1 个蛋;5 岁以上者每晚吃 2 个蛋,连用 7 日。

11. 核桃 10~15 个,用小火炒熟后喷点盐水,即可食用。细嚼慢咽,每晚 1 次。

12. 每晚给孩子用温热水洗脚后,在孩子双脚脚心各搓100 下,连搓 5~7 日。

13. 每天早晚给孩子服用米汤上层的白色米油(可加糖或加盐服食)。

14.美国有专家认为,牛奶、巧克力和柑橘类水果食用过多是造成小儿遗尿的主要原因。因此,应减少或停止小儿进食上述食物。

三、懂点预防知识

为什么婴幼儿必须进行预防接种

婴幼儿的抵抗力较弱,容易遭受疾病的侵袭。在婴儿出生后 1 年内进行预防接种,可以保护孩子免得多种危害严重的疾病。根据联合国的资料,在不进行预防接种的儿童中,平均每 100 名儿童大约有 3 人死于麻疹,2 人死于百日咳,1 人死于破伤风。每 200 名儿童约有 1 人由于患上脊髓灰质炎(小儿麻痹症)而致终生残疾。所以,在婴幼儿期按规定进行疫苗接种是极为重要的。此外,疫苗接种不应半途而废,有始无终。有些疫苗需要多次接种;有些疫苗在儿童 1 岁以后仍需接种,以加强效果。

疫苗接种后,孩子可能暂时会有哭闹、发热、皮疹等反应出现,家长不必惊慌。只要让他好好休息,适时给予充足的水、母乳及其他有营养的食物,很快他就会恢复如常。要是接种反应严重或反应持续 3 日以上,那就要请医生诊治了。

按规定,我国小儿应进行下列预防接种:

1.卡介苗,目的是预防结核病。在出生后的 3 天内初次接种,3 个月后去做结核菌素试验,如反应为阴性,则需要重新接种。以后在 7 岁和 12 岁各复种 1 次。复种前,亦需进行结核菌素试验,如反应呈阳性,提示小儿已具有抵抗力,可以不用接种。

2.脊髓灰质炎糖丸,目的是预防小儿麻痹症。在出生后 2 个月时口服 1 次,在 3 个月和 4 个月时各加服 1 次,共 3 次。以后到 1 岁半和 4 岁时,再各加服 1 次。

3.百白破三联混合制剂,目的是预防百日咳、白喉和破伤风。出生后第 3 个月时首次注射,在第 4 个月和第 5 个月时各加强注射

1次。1岁半时再复种1次。

4.麻疹疫苗,目的是预防麻疹。在出生后8个月首次接种,到4岁时再复种1次。

5.乙型肝炎疫苗,目的是预防乙型肝炎。在出生后、满月和6个月时各注射1次。

要知道,各地预防接种的时间和方法有所不同,最好能主动与当地的预防接种机构(如疾控中心、卫生所、妇幼保健所等)联系一下。

另外,在我国部分地区,除了接种以上几种疫苗外,还要根据实际情况注射以下疫苗:

乙脑(即流行性乙型脑炎)疫苗,目的是预防乙型脑炎。在1岁时首次注射,注射4周后加强1次,在2岁、7岁、10岁时再各注射1次。

流脑(即流行性脑脊髓膜炎)疫苗,目的是预防流行性脑膜炎。在3岁和6岁时各注射1次。

哪些孩子不宜进行预防接种

为了给孩子增强免疫力,预防传染病,家长应按国家要求及时给孩子接种疫苗。但孩子有下列情况时,不宜接种疫苗或应暂缓接种:

1.体温超过37.5℃的孩子,要在查明发热原因并治愈后,再接种。

2.患牛皮癣、严重皮炎、湿疹及化脓性皮肤病的孩子,应在治愈疾病后再接种。

3.正患急性传染病或病愈不足2周的孩子,应暂缓接种。

4.有较重心脏病、肝炎、肾炎及活动性结核病的孩子,不宜接种。

5.有癔症、癫病、大脑发育不全及脑炎后遗症的孩子,不宜接种。

6.重度营养不良、严重佝偻病、先天性免疫缺陷的孩子,不宜接种。

7.有过敏体质及哮喘、荨麻疹的孩子,不宜接种。

8.有腹泻及口腔溃疡的孩子,不宜服用脊髓灰质炎糖丸,待疾病痊愈2周后,方可服用。

9.腋下、颈部淋巴结肿大的孩子,不宜接种。

不过,若被猫、犬或其他动物咬伤而必须接种狂犬疫苗时,应在医生的指导和密切观察下接种狂犬疫苗。

怎样防止病从口入

"病从口入"这句话是有道理的。既然我们一日三餐离不开食物,那么,由吃引起疾病的可能性也就相对地增多了。

这类疾病是可以治的,也是可以防的。

防病的一条重要原则是注意饮食卫生。

饮食卫生包括哪些内容呢:

1.注意手和餐具的清洁。手接触的东西太多了,最容易沾染多种病菌,所以饭前要洗手,碗筷等餐具都要洗净、消毒。拌凉菜时,更要讲究卫生。

2.不吃有损健康的食物。已经腐败变质的食物不可吃,馊饭和臭鱼、烂虾等应该倒掉。病死的牲畜肉不能吃。生鱼、生蟹、生菱角、生荸荠等可能含有寄生虫,应煮熟后食用,不要吃生的。带有囊虫的猪肉、牛肉(俗称米肉、豆肉)不可吃,以免得绦虫病。发青、发芽的土豆含有毒性物质龙葵素,疯狗的肉能使人得狂犬病,没有腌透的蔬菜含有害物质,这些都不能吃。此外,还要防止误食毒蘑菇,防止误食已被农药、毒鼠药等污染的食物。对虾、螃蟹等过敏的人,不可吃海鲜类食物。

食品被污染导致的慢性中毒也不容忽视。农药、化肥、二噁英和过量的香精、色素、糖精、防腐剂等化学物质都会对人体产生致癌、致畸作用。非时令水果、蔬菜中可能使用了催熟肥料,会使儿童性早熟和使成人发胖;食品被黄曲霉素、多环芳烃、亚硝胺等致癌物质污染易引起癌症……这些食物均不能食用。

怎样预防霉变食物危害健康

在生活中经常会见到食物发生霉变的现象。黄曲霉菌是使许多食物发生霉变的重要因素。黄曲霉菌可以在食物中形成黄曲霉素，黄曲霉素是一种公认的致癌物，进入人体后极大地危害身体健康。所以，应想方设法来防止食物发生霉变。储存各种粮食和农作物，尤其是储存大米、玉米、花生、豆类等易霉变食物时，应将它们储存在低温、干燥和通风的环境中。大米晒干后，宜用陶瓷、白铁制作的器皿盛装并盖紧盖子，入夏前用纱布包一些花椒分散放在大米的表层，可以防虫；花生、大豆要多晒几次，待其干透后，放在塑料袋内，并将袋口扎紧。此外，在酱油、醋瓶中放一些葱白、蒜瓣或加一点白酒或芝麻油，以防霉变。不进食已发生霉变的食物。

怎样照顾女性的生理特点

俗话说，"女性是半边天"，但由于女性特有的生理现象，在劳动时要适当地照顾和保护她们。

1. 女性的体力要弱些，在同等劳动强度下，她们的心肺负担要比男性的大。因此，不可勉强妇女和男子干同等劳动强度的重体力活。

2. 女性的生殖器官容易因腹压的改变而受到影响。如挑重担时，腹压增加会迫使生殖器官的位置发生改变。经常这样做，子宫可能向后倾，也可能引起子宫下垂或月经病。如女性正处在经期、孕期和哺乳期时，更要考虑到她们的特殊情况。

具体地说：

——女性尽量不要参加过重的体力劳动，尤其不要搬运过重的东西。

——女性尽量不要长时间站立劳动，以免引起下肢或外阴部静脉曲张、腰痛、痛经等。

——减少受噪声和震动的影响。因为噪声太大和震动剧烈，或者是持续时间太长，除可引起听觉损害和高血压等疾病外，还可引起月经紊乱和经量过多。有时还会引起孕妇流产、早产。

——尽量避免接触农药等有毒物质。因为有的毒物能引起闭经和月经不调,有的毒物可通过血脑屏障而影响胎儿的发育。

——在经期、孕期和哺乳期,女性要尽量避免过多接触凉水。

孕妇要注意什么

从妊娠开始到胎儿自母体排出,这一过程需要 280 天,这就是所谓的"十月怀胎"。

妊娠的妇女称为孕妇。在漫长的孕期里,孕妇的自我保健直接关系到胎儿的健康和自身健康,所以孕妇的健康不容忽视。

在孕产期间,孕妇要注意什么呢?

1. 在孕早期,孕妇可照常工作或参加一般性的劳动,但必须适可而止,注意休息。剧烈的劳动如挑水、搬运等工作要避免去做,因为这类劳动容易造成流产。洗衣服时,注意搓衣板不能顶着肚子,以防止胎盘早剥。怀孕 6 个月后,最好不要再上夜班。

2. 衣服要宽大些,因为紧小的衣服及束胸会妨碍胎儿的发育。孕妇最好穿宽衣软鞋。如有可能,最好穿棉麻类服装。不穿高跟鞋、尖头鞋和系带的鞋。

3. 睡眠要充足,每天最好能午睡 1 小时。

4. 孕妇的汗腺、皮脂腺分泌旺盛,故应常洗澡,最好淋浴或用水冲洗(尤其是怀孕 7 个月以后),水温不要太高。同时每天应用温水清洗外阴,勤换内裤。

5. 怀孕 6 个月后,每天用香皂、温水擦洗乳头,以增加乳头的韧性,防止日后哺乳时发生乳头裂伤而引起乳腺炎。乳头有内陷者,每晚睡前可将乳头轻轻向外牵拉几次。

6. 孕期应保持精神愉快,心胸开阔,不生闲气,常去户外散步和晒太阳,少去公共场所。一旦生病,要在医生的指导下用药。

7. 不要贴麝香膏,也不要使用清凉油。

8. 少看电视,少用电脑,少用电吹风、吸尘器、微波炉等。

9. 孕期应尽量节制性生活。妊娠早期性生活可致孕妇流产；孕晚期性生活时，男方可能会把细菌带进女性阴道而致孕妇发生阴道炎，甚至导致早产，故孕期应注意卫生，节制性生活。

10. 胎儿的成长要靠母体供给营养，所以孕期必须增加营养。孕妇应比平时多吃约 25％的蛋白质，乳蛋类的蛋白质较好；避免吃肥肉，少食煎炸食物，不要过多地食用谷类食物，以免发胖。要多吃水果、蔬菜等富含维生素的食物，含钙、磷、铁的食物（如鱼、动物肝脏、豆类、菠菜等）也要多吃。多吃些蔬菜还有预防便秘的作用。

11. 孕妇不宜吃刺激性食物，如辣椒；不宜吃过甜、过咸的食物；不可酗酒和饮用浓茶；不抽烟。

12. 对宝宝进行胎教。如可与胎儿一起听听轻松优美的音乐，可以经常抚摸、轻拍肚子，与胎儿说说话，对胎儿唱唱歌，等等。5 个月左右的胎儿就有多种感觉能力了。胎教可以促进胎儿智力和体格的发育，有利于加深母子情感。

13. 孕妇要避免与猫、狗、鸟类等宠物接触，因为猫、鸟身上的寄生虫能造成新生儿的某些先天缺陷，也可能会引起孕妇流产。

人工流产后要注意什么

孕早期人为终止妊娠，称之为人工流产。

人工流产最好在怀孕 2 个月以内到医院去做，一般不超过孕 3 个月。孕 3 个月内，因胚胎小，故手术简便，通常不需要孕妇住院，术后身体也容易很快康复。若怀孕超过 3 个月要终止妊娠，就要住院引产。注意：切不可自行在家流产。这是因为，民间口头相传的一些流产方法并不可靠、不安全。若孕妇在家流产时发生意外，常常不能得到及时的救治，轻则损伤孕妇身体，重则置人于死地，所以一定要去医院做人工流产。

人工流产后，孕妇要注意什么呢？

1. 注意休息，暂时避免干重活。

2. 注意卫生，尤其要保持阴部的清洁，此时禁止灌洗阴道及坐浴。

3.注意补充营养,增强体质。

4.禁止性生活(至少1个月)。

5.人工流产只是避孕失败后的补救措施,切勿用"人工流产"来代替计划生育。

人工流产后极易再次受孕,所以一定要坚持避孕。多次人工流产或间隔时日较短而再次人工流产,都有害女性的健康,应注意避免。

怎样防止牲畜伤人

在农村,饲养牲畜、使用牲畜的机会很多,牲畜伤人的事情也时有发生。因此,大家应加以预防。

1.要由有经验的驯手去驯服性情暴躁的牲畜,特别是幼龄的公牛。

2.尽量避免由生人来役使牲畜;生人役使时,要佩戴好防护工具。

3.不要招惹处于发情期的牲畜。

4.对于经常顶人、踢人、咬人的牲畜要加强管理,最好给予必要的处理,如截去牛角尖或给它们套上笼头等。

怎样防止农药中毒

在农村,接触农药的机会比较多。若农药使用和管理不当,极易发生农药中毒的事件。

农药进入人体的途径有三种:

1.经皮肤吸收。

2.通过呼吸道吸入。

3.通过被农药污染的食物和手接触,最后进入人体。

防止农药中毒,需要注意以下几点。

1.不用剧毒农药防治蚊、蝇、跳蚤、臭虫等。

2. 遵守安全操作规程,即"三穿""二戴""四打"和"八不要"。

"三穿"是:穿长袖衣、长腿裤、鞋袜。

"二戴"是:戴口罩、风镜。

"四打"是:顺风打、隔行打、退走打、早晚打。

"八不要"是:不要让配好的药水过夜;不要让药液接触饮用水;不要把剩余的药水带回家;不要在喷药的地区割草、放牛;不要烹食被农药毒死的家禽、牲畜;不要在喷药、配药时,吃东西或吸烟;不要在水井边或池塘边配药;不要让小孩在药水旁边玩耍。

3. 平时要检修好喷雾器等施药工具,绝对不能用嘴吹工具的喷头。

4. 掌握好配药浓度。对蔬菜、水果等食用作物,要掌握好最后一次的喷药时间。

5. 手臂等暴露部位可涂一些肥皂以形成保护膜,防止皮肤吸收有毒农药。如果皮肤不慎接触了农药,要立即用肥皂或清水反复冲洗,忌用热水、酒精擦洗。

6. 发现农药中毒病人,要及时请医务人员处理。

7. 家庭应急方法是催吐。除"敌百虫"中毒外,其他农药中毒都可让病人口服1∶50的苏打水,每次喝约250毫升,然后用筷子或手指等物刺激病人咽喉部,使其呕吐,反复进行,直至吐出澄清、无色、无味、无沉渣的胃液为止。"敌百虫"中毒可用1∶100的盐水或清水催吐。

怎样预防煤气中毒

平时所说的煤气中毒,医学上称之为一氧化碳中毒。一氧化碳是一种无色、无臭、无味的剧毒气体,人们会在不知不觉中吸入这种气体而中毒致死。

煤、煤油、木材、柴草、木炭、液化石油气等燃料在氧气不足、不能充分燃烧的情况下都可形成一氧化碳。所以,使用这些燃料时,必须小心,以免发生意外。

1. 厨房里要有良好的通风条件。冬季使用煤气时,应打开窗户,不要忘记打开排风扇。

2. 不可将没有排气管的炉子安放在卧室内。正确安装有排气管的火炉,平时注意检查,防止煤灰堵塞和倒烟漏气。

3. 若用木炭盆或烧煤气的方式取暖,除定时打开窗户、注意通风外,还应在睡前熄灭木炭或关好煤气阀门。

4. 用煤气、液化气做燃料的热水器,要安装在浴室外,以确保安全。

5. 使用管道煤气的,要防范煤气泄漏,防范燃火在人不知晓的情况下被风吹灭或被水溢灭。

万一有人发生了煤气中毒,应迅速打开门窗,将病人移到室外,去呼吸新鲜空气(同时注意保暖)。如果中毒较重,要急送医院救治。病人有呼吸困难时,应实行人工呼吸。

注意:一定要先将病人移到空气清新处,并打开门窗通风后,再拨打求救电话。不要在充满煤气的房间里打电话,因为电火花可能会引爆煤气。最好在室外或隔壁房间拨打电话。

简易解毒法:

灌服生萝卜汁 200 毫升。

灌服食醋水(100 毫升食醋加 100 毫升水)。

怎样防止农业机械伤人

随着农业生产的发展,农业机械化的程度越来越高,这对减轻劳动强度、提高劳动生产率是大有好处的。但若操作不当,农业机械也会伤人,造成击伤、轧伤、撕裂伤、穿透伤、骨折甚至死亡。因此,我们应加以防范。

1. 使用者要熟悉机械性能,掌握操作知识。

2. 定期检修、保养机械,发现异常要立即停机检查,找出原因。

3. 在工作中,要注意采光照明,做好安全防护。

4. 加强工人责任意识,避免粗心大意。

怎样防止"震动病"

"震动病"是农村拖拉机手和经常操作振动机械的人易患的一种疾病。由于双手不停地受到震动,时间一长,震动使手臂血管发生强烈收缩,甚至发生血管痉挛。这样,前臂和手部的肌肉会因缺血而产生麻木胀痛和僵硬等症状;症状较重的,前臂会出现骨质疏松,一部分人还会因长期震动而致大脑功能失调,出现失眠、眩晕等症状。

"震动病"是可以预防的。

1.操作人员可佩戴手套,在拖拉机或振动机械的把手处包一块泡沫塑料以减轻震动。

2.操作人员注意劳逸结合,不要长时间地连续操作。

3.操作人员休息时,可做些手指运动,如先握拳再松开,也可伸伸胳臂。冬天可用温热水泡手,以改善血液循环,消除手臂疲劳。

4.操作人员平时可多吃一些富含维生素 B_1 和维生素 C 的食物,这对于改善血管功能有好处。

5.最好的方法是改革机械设备,添置防震设施,降低震动频率。

怎样防止雷击

夏秋季节雷雨较多,容易发生雷击事故。

由于金属、潮湿的东西和人都能导电,所以,夏秋季节,下雷雨时要注意避免雷击。以下事项需注意:

1.发现有雷雨征象,应尽快回到室内,拔去电视、电脑等电源插头。

2.关好房屋门窗及车的门窗,防止被雷电袭击。

3.下雨时,不在河、湖里游泳、划船或做其他水面作业。

4.雷雨天不在野外骑车,女性最好摘下头上的金属发夹。

5.雷雨天、打雷或闪电时,不在大树下、电线杆旁和高墙下避雨。因为电流容易通过它们而击中躲在下面避雨的人。同时,也不要靠近高压电线,不要站在高处。

6.雷雨天外出应携带非金属制的雨具,不要手持能导电的材料(如铁制农具或其他金属棍棒)在户外行走。遇到打雷,应迅速到低洼地或沟渠蹲坐,尽量不让身体凸出地面。

怎样防止意外伤害

意外伤害在当前的伤亡事故中占有相当大的比例,老人和孩子发生意外伤害的机会更多。因此,应积极做好预防。

1.老人卧室的家具应陈设简单,过道上不要放置障碍物,以免老人被绊倒。夜尿频繁的人要在床前放置尿盆。要在床头或墙角安装照明开关,以方便老人夜间使用。

2.有冠心病、高血压病等疾病的老人,要保持情绪平和,避免观看易使人情绪激动的电影和电视。

3.要经常检查楼梯、台阶和扶手是否牢固,防止老人、孩子跌倒。

4.不要在床上吸烟,冬天烤火时不要紧闭门窗。防止被热水、热稀饭烫伤,吃饭防止被噎。

5.防止孩子误喝农药、误吞药丸、误触电源。

6.不要让孩子玩火、玩鞭炮。

7.不要将小的物品如硬币、纽扣等放在婴幼儿身边。

8.不要将幼儿独自留在浴盆中。

9.做好阳台防护措施,防止孩子从阳台坠落。

10.教育孩子遵守交通规则,不在马路上玩耍。不斗殴、不玩危险性的游戏,玩耍时不用尖锐利器劈刺对方。

进入菜窖时,要注意什么

在北方,人们常在冬天将蔬菜、红薯(山芋)等储藏在菜窖里。菜窖里容易产生二氧化碳。二氧化碳增多,易使蔬菜、红薯腐败,结果又产生了硫化氢等有毒的气体。

人若来到含有这两种气体很多的菜窖里,会出现头晕、头痛、耳鸣、眼花、四肢无力,甚至昏迷等症状。随着缺氧程度的加重,严重者还会因窒息而死亡。

为了防止入窖中毒情况的发生,每次下窖前,应先将窖口打开一段时间,以利于新鲜空气进入窖内;再用绳子将点燃的油灯、蜡烛吊送至窖内,如油灯、蜡烛点燃良好,说明窖内氧气充足,此时可以进窖。进窖后,若发现有腐烂的叶类蔬菜、红薯,则应及时将其清理出菜窖;对将要变坏的蔬菜,也应及时拣出来。

如果发现有人在菜窖内中毒了,千万不要随便地下去抢救,而应先设法让新鲜空气通入窖内,再戴上多层浸湿的口罩下窖。否则,常会出现抢救的人也跟着中毒的事件。

饲养宠物时,要注意什么

饲养宠物能给人带来欢乐,有助于增添生活情趣;但随之带来的社会问题也不少。人口相对密集的社区并不适宜饲养宠物。在生活中,饲养宠物要注意以下几点(以养狗为例):

1. 尽量不养或少养高大狗、凶猛狗。宠物是让人"玩"、让人"爱"的,不应让人见了怕,故应尽量不养高大狗和凶猛狗。如新加坡规定:狗的身高必须低于 40 厘米,体重必须低于 10 千克;不得饲养猛犬;一般家庭只允许养 1 只宠物。

2. 要养健康犬。在许多国家,饲养狗、猫及各类宠物,都必须登记注册,并缴纳注册费。此外,每年要给宠物注射防疫疫苗。我国也有此类规定。平时,若发现宠物生病了,应及时送去宠物医院。

3. 不与宠物过分亲热。有报道称,一名男子为讨好意中人而与她饲养的宠物狗亲热,没想到却被"不识抬举"的小狗在脸上咬了一口;一名 9 岁孩子在与狗玩耍时,竟然被狗咬伤了眼睛。所以,专家警告:切不可与宠物过分亲热,要严防它们突然"翻脸"攻击。

4. 注意环保。狗粪、尿与狗叫是影响邻里关系的重要因素,饲养者有责任多加注意。饲养者应及时处理好动物的排泄物,保持自家与周边环境的清洁。外出遛狗时,牵好自己的宠物,有过"咬人史"的宠物还应戴上口套。同时,要带上纸、垃圾袋,以便及时清除狗粪。

狗粪不仅有碍环境卫生,还可能会导致他人因踩上狗粪而发生意外,故必须立即清除。

5.处理好死亡的宠物。在日本,死去的宠物都由宠物火葬场进行火化处理。在我国,这样的火葬场极少。有些人因此将死去的宠物用布袋装好,"送葬"到垃圾场去。作为公民,将宠物尸体火化或深埋才是正确的选择。

如何预防性病

性病,一般是指以性行为为主要传播途径的疾病。它主要包括梅毒、淋病、软性下疳、淋巴肉芽肿、艾滋病、尖锐湿疣、非淋菌性尿道炎、生殖器疱疹、滴虫性阴道炎等。

掌握预防性病的知识是十分必要的,每个人都不可等闲视之。具体如下。

1.养成良好的卫生习惯和道德观念,注意个人卫生和公共卫生,提高性病防范意识。

2.洁身自爱,避免不洁性交。

3.在性病病人及高危人群中提倡安全性行为,促进和推广使用避孕套。

4.应经常消毒公共浴池和游泳池,性病病人不应去上述场所。

5.不使用和接触污染的血液制品及针头等物,不要轻率地要求和接受输血,避免与他人共用牙刷及剃须刀片。

6.性病病人的衣裤、被褥等物应煮沸消毒或用开水烫洗后再使用,酒店要做好床单、被褥、毛巾、用具的卫生消毒工作。

7.性病病人要积极治疗疾病。

洪涝灾害后,如何防病

我国地域广阔,自然灾害常有发生。通常,自然灾害中的洪涝灾害对人类健康的威胁最大。所以,遭受洪涝灾害之后,必须积极预防疾病的发生和流行,同时要预防各种意外事故的发生。

洪涝灾害后,如何防病呢? 概括起来,要注意下列几个问题:

1. 注意饮水卫生。因为暴雨、洪涝常使禽畜被淹死,粪缸满溢及垃圾飘浮,故而洪水中含有大量的致病菌和污染物,极易引发疾病。注意饮水卫生是洪涝地区预防疾病的中心环节。

2. 灾区群众的饮用水,应先用明矾澄清,再用漂白粉、漂白精片消毒,最后,烧开后才可饮用。千万不可饮用未经消毒、烧开的水。已被或可能被工业"三废"、农药或其他有毒物污染的水,不可饮用,以免中毒。

3. 注意饮食卫生,不吃霉变的米、麦、玉米、花生、豆类及油类等食品。

此外,不吃死禽死畜;不吃腐烂变质的食物;可以生吃的瓜果要洗净、消毒、去皮;严防食物被苍蝇、老鼠及其他昆虫叮咬。餐具要清洗、消毒,在发生洪涝灾害时尤其要注意做好食具的消毒工作。

4. 积极预防霍乱、痢疾等肠道传染病。肠道传染病的重要症状之一是腹泻。凡有腹泻症状的病人,要及时请医生诊治,不可拖延。暂时无法就医的,要注意保暖,多饮开水或糖盐水,并妥善处理排泄物。

5. 教育灾区的儿童,不要在脏水中游泳、玩耍;不要随便下河捉鱼、摸虾;不要触碰断落的电线;不要随便捡拾漂浮物。

6. 血吸虫病流行的地区发生洪涝灾害后,要严防群众感染血吸虫病。接触疫水前,要在身上涂抹防护油膏,事后要及时用清水冲洗身体。

7. 灾区的滔滔洪水迫使蛇类窜到高地,有些蛇还会爬上树或草堆或房屋顶部。因此,灾区群众要注意防止被蛇咬伤。

8. 洪涝地区的蚊虫较多,应想方设法避免被蚊虫叮咬(如挂蚊帐、燃蚊香、涂防蚊油等),积极预防疟疾、乙脑等传染病。受灾群众应在医务人员的指导下,口服药物加以预防。

9. 在抗洪救灾中,要注意劳动安全,预防跌打损伤、红眼病、皮肤病。住在临时窝棚里的人,要尽量不睡地铺;还要注意防火。

10. 洪水已经消退的地区,要注意对住处及周围环境进行清扫、消毒;还要积极灭蝇、灭蚊、灭鼠。

疏通沟渠,填好坑洼,水井要抽干、消毒后再用;厕所、畜圈也要及时整理、清扫和消毒。

四、家庭急救知识

家庭急救的八项注意

家庭急救时,要注意以下事项:

1. 切忌慌张处置。如发现有人触电,一定要迅速切断电源或用木棍等绝缘物体挑开电线,而后再去救人。在没有切断电源的情况下,不能直接用手去拉受伤者。

2. 不可舍本逐末。遇到外伤急病,第一是着眼于其有无生命危险,先看看他的心跳、血压、呼吸以及瞳孔反应如何。如发现心跳呼吸停止,应立即做人工呼吸和胸外心脏按压,不要只忙于包扎伤口和止血。

3. 不要随意推摇病人。突然跌倒或昏迷不醒的病人或病人已见瘫痪的,很可能发生了脑出血。此时,应让其平卧,抬高其头部,就地治疗,千万不要随意搬动病人。随意推摇和搬动骨折病人容易加重其病情。

4. 慎用饮料。胃肠外伤病人不可以喝水、进食,烧伤病人不宜喝白开水,急性胰腺炎病人应禁食。昏迷病人不可强灌温水,以防呛入气管,引起窒息或肺炎。

5. 防止错误止血。外伤止血是常见的急救措施,止血带最好是橡皮管、绷带、领带等物。使用止血带时,记得要间断松绑止血带片刻。

6. 不要还纳脱出物。对于严重外伤病人,不可勉强还纳脱出来的脏器(如肠子),宜用干净的纱布覆盖在脱出物上,并立即送至医院处理。

7. 谨防草率从事。对于小而深的外伤伤口,切忌马虎包扎,要尽快消毒,清洗伤口,仔细检查有无异物,最好能注射预防破伤风的药或注射抗生素。

8.不要乱服药物。急性腹痛者忌立即服用止痛药,以免掩盖病情而延误诊断。对家中备用药物,要了解它的功效及用法、用量,不可乱用。

哪些情况下拨打急救电话

我国的急救事业在不断发展,各种形式和规模的医疗救护中心已纷纷建立,这十分有利于群众在需要时求医救助。

我国规定,全国医疗救护的电话为"120"。

那么,哪些情况下该打急救电话呢? 只要是急症,就可打急救电话,主要有:

1.意外灾害,如溺水、触电、交通事故、雷击及土方塌方等。

2.各种急性事件,如食物中毒、药物中毒、自杀或误服毒药等。

3.心脏病突发,如心绞痛、严重的心律失常、心肌梗死、心力衰竭等。

4.脑部问题,如病人的意识突然丧失、昏迷、偏瘫、剧烈头痛等。

5.出血,如突发的不明原因的大量的吐血、咯血、便血等。

6.较重的呼吸困难或窒息,如异物阻塞呼吸道等。

7.休克体征,如面色发白、出冷汗、脉搏快而弱、血压下降等。

8.急腹症,如不明原因的剧烈腹痛、肾绞痛、胆管痉挛等。

9.可能危及病人生命的严重的烧伤、冻伤等。

10.急性尿闭、血尿及严重的呕吐、腹泻等。

11.各种慢性病的急性发作。

紧急呼叫"120"求救时,要说清楚病人的具体情况,如发生的是什么样的事故或灾害、病人的大体症状如何、共有多少伤员等。目的是让救护人员事先做到心中有数,能做好应有的准备,从而提高抢救的成功率,同时要向专业人士了解"在救护车到来前,应如何处理现场的病人"。

拨打"120"急救电话时,要把病人所处的地址、方位讲清楚,若有人能在救护车必经的路口等候、带路,则可以争取到更多的抢救时间。

需要提醒的是,尽管呼叫了救护车,但在医务人员到来前,仍不可放弃应有的现场急救,如需止血的要设法止血,需做人工呼吸和心脏按压的,要做人工呼吸和心脏按压。

冠心病发作时的家庭救治

冠心病发作时的常见表现是心绞痛。病人往往因心前区疼痛而呕吐、大汗、四肢厥冷,甚致发生休克或猝死。

冠心病的发作常与受凉、过劳、兴奋、紧张、饱餐、吸烟、酗酒等有关,故应避免这些诱因。

国内外的急救工作者都认为,约有40%的冠心病病人在未到达医院时死亡。这说明:及时而正确的就地抢救,对减轻病人病痛及使其病情转危为安有着极为重要的意义。

病人和家属都应当掌握一些冠心病发作时的救治知识。

1.平时,病人身上和家里应当准备必要的急救药品,如可以在药房买到的配套药品,简称为保健盒、健康盒或急救盒;同时要熟悉盒内药品的功效和用法。

2.当病人出现症状时,家属切莫慌乱,要注意安慰病人,使其保持情绪稳定。

3.当病人发生心绞痛时,要立即从保健盒中取出硝酸甘油片放在其舌下含服;或者将亚硝酸异戊酯用手帕捏碎后再以鼻吸,或者服用中成药冠心苏合丸或苏冰滴丸;同时让病人安静地平卧于硬板床上,并用力按揉内关、合谷等穴位。

4.当病人出现呼吸急促、咯出血性泡沫痰时,应使其两腿下垂,坐好,有氧气袋时可予其吸氧。

5.若病人心脏停搏,家属应立即施行心肺复苏术。

6.一方面急救,一方面要立即请医生抢救。急救可使病情缓解,同时还应将病人及时送医院治疗。需要注意疾病发作时,搬动病人可能会加重病人的心脏负担,从而引起更大的危险。有条件者,最好拨打"120"急救电话,请救护车将病人送往医院救治;其他还可使用别的交通工具如汽车等,不可让病人步行或由他人背送至医院。

休克的紧急处理

休克的发生常与严重的外伤有关,因为这样的外伤能引起剧烈的疼痛。此外,急性感染、药物过敏、心肌梗死、严重中毒等原因也会导致休克的发生。休克病人一般有下列特征:面色苍白,四肢发冷,出冷汗,脉搏细弱而快,表情淡漠或感到烦躁,有的甚至昏迷。

休克病人情况危急,要及时抢救。

遇到休克病人,应当:

1.因外伤休克的,首先要止痛,可予其服用止痛片等;伴出血者,要止血;疑有骨折的,要予其包扎、固定。

2.可给病人喝点热水。

3.让病人平卧,先稍稍抬高其头部和身体,约半小时后再平放身体,并抬高下肢。

4.休克病人大多有体温下降、怕冷症状,故应注意予其保暖。

5.注意保持病人的呼吸道通畅,及时清除口、鼻分泌物与呕吐物,松解其衣领和裤带。有条件时,予其吸氧,必要时行人工呼吸。

6.立即请医生诊治。搬动病人时,要避免震动,最好使用平板,最好有 3 个人搬动,分别负责托住病人的头部、臀部和下肢。

服毒的紧急处理

由于某种原因而自行服毒或误服毒物的人并非个案,遇到服毒的人该怎样处理呢?

首先,要对服毒者给予同情和温暖,使神志还清醒的服毒者能配合和接受有关的急救措施。

其次,应立即采取催吐、洗胃、导泻等救治手段,目的是尽快消除毒物对人体的影响。

对清醒的服毒者,催吐时可让其先饮 2～3 杯温水,有牛奶时可再喝半杯牛奶,然后用筷子或手指刺激其咽喉,促使其呕吐,可以反复做,直到胃内毒物吐尽。

然后,予其导泻。导泻是指将毒物从肠道内排出体外,一般在洗胃后予其口服 25％硫酸镁 20～40 毫升。

注意:如果病人为强酸或强碱中毒,不可采用催吐、洗胃、导泻的方法,而应让其口服生蛋清、牛奶、豆浆、稠米汤等。如为氨中毒,可以服用食醋、柠檬汁等。如为灭鼠药磷化锌中毒,不要用硫酸镁和油类泻药导泻。

一面急救,一面立即请医生或送至医院救治。

断指、断肢了怎么办

在生产劳动中,有时会发生工伤事故。从事冲床、剪床、车圆锯的工作者或从事丝车、皮带运输车及农业机械的操作者,若忽视安全生产,容易发生断指、断肢的不幸。有统计表明,我国一年内因工伤被截断的手指就有万例左右。所以,我们一定要重视安全生产。

有些断离的肢体可以再植,有些则不行。例如,被粉碎机、绞肉机碾碎或被火车斜向压断的断肢就无法再植。

要接好一只断离的肢体,并非易事。在缝接血管、神经时,通常要在 10～30 倍的显微镜下进行,还得有高超的缝接技术。

世界上首例成功的断肢再植手术,是 1963 年 1 月在上海进行的。6 个月后,这只断离的前臂就能执笔写字、打乒乓球,并能提起 6 千克重的物品了。目前,我国断肢再植手术已不是少数医院独有,不少县级医院、厂矿医院也能进行了。肢体再植成功率一般在 80％以上,手指再植成功率为 90％左右,更有 10 个断离的指头全部被接活和断离超过两三天时间的肢、指被接活成功的病例。

努力保存好断离的肢、指是肢体再植成功的首要条件。有些人将断离的肢、指泡在酒精或盐水或青霉素溶液里,有的则用面粉包起来送至医院,这样做其实是错误的,它大大增加了断肢、断指续接成功的困难。

专家要求,应该用消毒毛巾包好找到的断离的肢体、手指,并马上放在装有冰块的塑料袋中,外加冰块冷藏起来(冬天可以不必冷藏),尽快和病人一起送到有条件缝接的医院去。

遇到骨折的人怎么办

当人体骨头被外来暴力打断,或因跌倒等间接原因被折断时都可称为"骨折"。单纯性的骨折,骨折处皮肤不破;复杂性的骨折,骨头会穿出皮肤和肌肉。

发现有人骨折或怀疑为骨折的,都应该迅速急救,不能拖延。因为骨折病人可能会发生休克,所以要注意预防和救治;如断骨刺伤动脉血管或重要组织,还会造成更为严重的后果。

1.病人如疼痛剧烈,可予其口服止痛药。

2.要想方设法使骨折部位不发生移动,不让断骨刺伤肌肉、神经或血管。用合适的夹板、竹竿、木棍将骨折的肢体绑好,固定。中间要垫上棉花、毛巾等松软物品。

3.骨头露在外面的,要先用干净的纱布盖住,并注意止血。

4.急送医院。搬送时,动作要迅速、正确、轻柔,要避免震动,要让颈、背、腰部骨折病人平稳地躺在担架或木板上。

遇到触电的人怎么办

人体若直接与带电部分(如电线、灯头)接触,就会发生触电。

发现有人触电,不可慌张,应注意以下事项:

1.不可用手直接去拉已触电的人。

2.立即使触电者脱离电源。方法是:关掉电源开关或保险盒,或用干燥的木棒、扁担、竹竿等不导电的物体,拨开触电者身上的电线。切断电源时,要防止触电者摔伤。

3.将触电者移至通风处(或打开门窗),解开其衣领,赶快进行救护(常需做人工呼吸),切勿半途放弃治疗。

4.在急救的同时,拨打"120"急救电话。

5.预防触电,要严格执行安全用电制度,定期检查劳动保护设备,尤其在雷雨季节更要注意安全用电。

遇到溺水的人怎么办

发现有人溺水,应当积极打捞。如将人救上岸后,要紧急进行救护,及时清除口、鼻内的泥草等异物,使其呼吸道通畅,然后进行"控水处理",即利用头低脚高的姿势将人体内的水分"控"出来。最简单的方法是:救护者一腿跪地,另一腿屈膝,将溺水者的腹部放置于屈膝的膝盖上,使其头下垂,再按压其背部使水倒出来。目前认为,将溺水者取头低脚高位,施行海姆立克急救法(方法见本书"异物卡喉急救法"),可使气管里的水经口排出,尤其有利于"打开气道"。

不管采用哪种方法,水排出后,都要立即做口对口人工呼吸,有时还要同时做心脏按压。在农村,可将溺水者伏在牛背上,使其头下垂,再赶着牛走动,据说效果很好。因为这样做,不仅可以"控水",也兼做了人工呼吸和心脏按压,且有保持溺水者体温的作用。

遇到中暑的人怎么办

如果长时间在强烈的阳光照射下或在高温潮湿的环境中劳动,或因为大量出汗而又未能及时补充水液,人就会发生中暑。夏天"坐月子"的妇女,要是房间内不通风,穿得又厚实,也容易发生中暑。

遇有中暑病人,应当:

1.尽快把病人抬到阴凉的地方,解开其衣服。

2.给病人服用"人丹"或"十滴水"或冷茶、盐开水、西瓜汁等。

3.在病人额头、太阳穴及鼻上涂些清凉油,给病人扇风,用井水擦浴。

4.体温高的病人,可在其头部冷敷或将身体浸入凉水中。

5.用瓷匙或手蘸按摩油(冷水亦可)刮病人背脊两侧、颈部、膝弯等处,使其皮肤出现红紫色。

6.用手指捏人中(在鼻下鼻唇沟的上 1/3 与下 2/3 交界处)、合谷(在第1、2掌骨间的中点即手指并拢时,在拇指、食指之间的肌肉最高处)、涌泉(在脚掌心前1/3与后2/3的中间凹陷处)等穴。

预防中暑还要改善劳动条件,在高温作业场所采取隔热和通风的措施。夏天走远路和在田间劳动时,要戴草帽、喝些盐开水;并准备"人丹""十滴水"、清凉油等。平时要保证有充足的睡眠,饮食应清淡而富有营养。

发生火灾怎么办

从全球看,家庭火灾事故要占到火灾事故总数的80%以上。所以,各国都很重视家庭防火。

日本人在睡前总要把煤气阀门关闭、电视电源插头拔掉,还在自己的床头柜上放好几样东西:手电筒、湿毛巾和开门的钥匙。万一夜间着火、断电,可用手电筒照明;用湿毛巾捂住口鼻来过滤毒气、烟气;用开门钥匙随时打开门。

在美国,对容易着火的地方采用耐火材料建造。家人都会确保门厅与卧室、过道畅通。法律还规定,老人、孩子的衣服及床上用品必须使用阻燃织物制成。

火灾不仅会造成经济与物质的重大损失,而且会置人于死地。

积极做好防火工作,可以避免悲剧的发生。若不幸发生了火情,应迅速报警,讲明发生火情的详细地址与失火原因,并在力所能及的情况下,先努力救火及呼救。火情不大时,要立即用脸盆、水桶等浇灭火苗或扑打火苗,也可用被浇湿透的棉被罩住火焰,并继续浇水;某一物品着火时,最好尽快将它搬到室外灭火;油锅、炒菜锅着火,直接盖上锅盖即可;煤气、液化气着火,要先关闭阀门,并用衣物浸水盖住,再浇水扑灭;家用电器着火,要先切断电源,再用棉被等覆盖灭火。当火势蔓延而自己又无力扑救时,要果断逃生。火场逃生的要点是:

1.冷静应对。先确定火源,然后向火源的相反方向逃离。

2.如果身处商场、娱乐场所或旅馆,应从楼梯、通道、安全出口等处迅速离去,不要搭乘电梯。外出住宿旅馆时,一定要先察看一下安全出口的方位。

3. 要利用窗户、阳台、天窗向外求救,可高声呼喊或敲击金属或挥舞衣物;夜晚还可打开手电筒。不能钻到阁楼、床底、大衣柜内躲避火灾,要想好可能安全的路径,设法逃出来。无法外逃时,呆在卫生间内会相对安全一些。

4. 当你想开门外逃时,请先触摸一下房门与门把手,如果门或门把手摸上去是热的,那就别开这扇门,很可能一开门,门外的火焰或浓烟就会猛然冲向你。即使感觉可从此门进出,亦应一面用腿顶住门,一面试开一点门缝看看情况,以便在判断错误时,还来得及把门关上。

5. 火势不大时,可用湿毛巾蒙住口鼻,披上浸湿的衣服(用水浇身)向外冲;面对浓烟时,宜贴近地面匍匐而出。

6. 生命最重要,切不可因顾及财物而将宝贵的逃生时间浪费在寻找与取拿贵重物品上;更不可在离开火场后因想起了遗留的贵重物品而再返回火场去取。

7. 无法从房间逃生时,可用结实的绳索、床单、窗帘甚至竹竿等物,从窗台、阳台自上而下逐层滑到地面。身在离地面很近的楼层,亦可先抛下棉被等软物,而后尽量让身体落到这些软物上。切不可在没有保障的情况下慌张地跳楼。

8. 当大火逼近而又无法逃出时,可将棉被等物浸湿后堵住门,并向门上泼水,以防火焰和浓烟进入房间。若出现火焰烧身时,不要跑动拍打,最好能脱去烧着的衣服,或用水浇灭火苗或就地翻滚以压灭火苗。

发生地震怎么办

据监测,地球上每年大约会发生 500 万次的地震,但破坏性大的有感地震极少。

如果得到权威部门发布的地震预报后,我们要根据实际情况,做好以下几件事：

1. 对房屋进行必要的除险加固；将容易倾倒的橱柜、电冰箱等固定好，并防止里面的物品摔出来；墙上的悬挂物要取下或固定住，以防掉落伤人；窗户和家具上的玻璃要用胶布或透明薄膜或纸张粘上；全家人都要知道水、电、气的总开关位置及关闭方法；家有灭火器的，也要人人知道使用方法。

2. 准备好一个结实、便携的"应急包"，里面装上应急用品，需要时可以拎起就走。家里人多、条件允许的话，这样的包最好准备两个，分别放在各自的房间内。

"应急包"里应有下列物品：

(1)饮用水与食品，要有两三天的需用量。

(2)手机、收音机、手电筒、口哨、绳子、小刀剪等。

(3)正在服用的药品及创可贴、绷带等。

(4)现金、身份证等。

(5)内衣裤、毛巾、折叠伞、手纸、可防雨或铺地下隔潮的雨布、塑料布等；可能的话带1件棉衣、披巾或毛巾被等物以御寒。

3. 如何应急避险

地震常有突发性，加上各人所处的环境不同，避震方式要因地制宜，以安全为第一。

(1)在家里，可将厚实牢固的家具下面腾空，以备震时可以藏身，亦可坐在墙角处，还可躲在能承重、空间小的地方(如卫生间内)。

已逃出家门的，要待在平坦、空旷之地，或去政府设置的紧急避难所。不要靠近河堤、山坡、桥梁、高压电线、变压器等处。

若正在野外，可就近蹲在地沟、坎下，要避开山崩、滚石、泥石流。

(2)地震时，可戴上厚些的帽子、围巾，或用枕头、被子、手臂护住头颈部。要防止眼睛等重要器官受伤。可用湿毛巾或衣服捂住口、鼻，以防吸入尘土、毒气等。

(3)如果自己不幸被重物压埋在倒塌物下，要沉着冷静、树立信心，相信国家会想方设法寻找你、帮助你脱险的。自己要尽力搬开身

150

边的杂物,保持呼吸畅通,保持有一定的活动空间。要用砖石、木棍等支撑断垣残壁或避开身体上方不牢靠的倒塌物,以防余震时再次被埋压。此时,切不可胡乱呼救而浪费体力,待听到或看到救援人员时再呼救,并用敲击声来求救。

4. 人被压埋时间长了,要防止脱水,在特殊情况下可以饮用自己的尿液。1976年唐山大地震时,有人被困十几天就靠饮用自己的尿液而活了下来。

异物卡喉急救法

食物和异物卡在咽喉部,会堵塞气管而引起窒息。此时病人往往不能说话和呼吸,严重时还会死亡。

1975年,美国医学会向大众推广"海姆立克急救法"。这种急救法的具体步骤是:

1. 抢救者站在病人背后,用两手臂环绕病人的腰部。

2. 一手握拳,将拳的拇指一侧放在病人的上腹部。

3. 用另一手抓住自己的拳头,快速向后,同时向上冲击、压迫病人的上腹部。

4. 如果病人已无意识,可让病人平躺在地上,抢救者骑跨在病人的腰部,两手重叠,将下面一只手的掌根部放在病人的上腹部,利用自己身体的重量,快速向下按压其胸腹部。

5. 让病人处于头低背高或侧卧位,救护者用手掌根叩击病人的背部。

6. 上述急救法,可重复做二三次或更多次,直至异物松动、排出为止。

7. 在急救的同时,设法将病人急送至医院。

人工呼吸方法

溺水、触电、一氧化碳(煤气)中毒、严重创伤等病人,常会出现呼吸停止。人工呼吸是抢救呼吸停止病人的一种急救技术。

人工呼吸方法有几种,最简便的方法是:先清除病人口腔、鼻腔里的痰液及异物,有义齿者应取出义齿以保持呼吸道畅通;让病人平躺,头向后仰;一手托起病人下巴,一手捏紧病人鼻孔,急救者先深吸一口气,用口包住病人的口,缓慢、均匀地向口内吹气。吹完气,急救者放松捏鼻子的手,让病人的胸部回缩至呼气状态,亦可由另一人的两手按压病人的胸部,帮助其呼气。就这样反复进行,一般每分钟吹气16次左右。

如果病人的心脏停止了跳动,应同时做心脏按压。如果只有1个人在现场抢救,应先进行口对口呼吸2次,紧接着做心脏按压10次,并反复进行。有2人参与抢救时,则1人做人工呼吸,另1人做心脏按压,即在1次口对口人工呼吸后,进行5次胸外心脏按压。

心脏按压方法

对于神志不清、面色苍白、口唇乌紫、摸不到脉搏、听不到心音、瞳孔散大的病人,要立即做胸外心脏按压,以帮助其恢复心跳。

方法是:让病人平躺在硬板或平地上,头稍低,急救者将一手的掌根放在病人胸骨下端(相当于男子两乳之间),另一手掌根压在下面的手背上,用适当力量向下冲压。一般来说,应使成年人胸骨下陷3～4厘米,随即放松。如此反复地按压心脏,每分钟做80～100次。如同时有人做人工呼吸,则每按压心脏5次,吹气1次。

急救有效果的,病人可出现面色好转,瞳孔缩小,颈动脉可摸到跳动。

如何预防压疮

卧床病人,特别是昏迷、瘫痪的病人,最易发生压疮。

"压疮"又称为"压力性溃疡"。这种病与身体某些部位长期受压相关,"压疮"往往伴随感染。

压疮好发于骨头突出的地方。病人睡觉的姿势如不经常改变,且床单不清洁、平整,不干燥,或床单上有渣屑的,皮肤就会因长时间受压而缺血缺氧，最终导致"压疮"。如果皮肤出现红或黑紫色，在解除压迫后仍不见好转的，或者皮肤上出现水泡、溃疡的，就说明压疮已经形成。

预防的主要措施有：

1. 勤翻身。一般每隔1～2小时就要更换体位，翻一次身；特殊情况下每半小时翻身一次。移动病人身体时，动作宜轻缓，不可拖拉病人；翻身时，可用手掌对先前的受压部位做环形按摩，涂些润肤露、润肤粉之类，但不要用凡士林，以保护皮肤和促进血液循环。

2. 凡背、臀、肩、肘、膝、踝等处骨头突出处都应放置海绵圈，以减轻受压程度，不可用不透气的橡胶圈。有报道称，为防止长年卧床的父亲生压疮，儿子采集杨树叶充填被套内做褥子，效果很好。做法是：用新鲜（或干的）杨树叶装入缝好的褥套内，一定要铺平，厚度约5寸（经身体压后约1寸），封口后即可使用。另有经验介绍，垫子也可用荞麦皮、小米来填充。若皮肤出现红、肿、热、痛（这是压疮的早期表现），必须及时、认真处理，可用30％～50％酒精或白酒定时按摩，或用湿毛巾热敷。

3. 如病人有大小便失禁、呕吐，应及时用温水清洗干净，避免用热水；可使用温和无刺激的肥皂；不可用力擦洗皮肤。衣裤、床单潮湿后，要及时更换。

4. 要保证营养供给，应给病人增加富含蛋白质、能量和维生素的食品的摄入，这些都有益于防治压疮。

5. 要是生了压疮，皮肤破溃了，应在创面清洗后，敷上中药生肌散或西药磺胺药粉（将磺胺药片磨成细粉），也可用新鲜鸡蛋的内膜平整地紧贴创面，以避免细菌感染，促进皮肤生长，并经常让创面晒晒太阳或用灯泡照一会儿（别让灯泡靠得太近，防止皮肤被烤伤）。

压疮会给病人带来很大的痛苦，恶化下去还会导致严重的后果。所以，发生压疮时，不仅应及时就医，而且要经常向医护人员请教护理的方法。

7. 自制药酒治压疮：到中药店购买红花50克、黄芪30克、白蔹

20 克、冰片 10 克,放入 500 毫升 70％酒精内,浸泡 7 天,用棉签蘸药酒擦拭患处,每日 3 次。

如何护理化疗病人

化疗是目前治疗恶性肿瘤（癌症）的常见手段之一。方法:向病人体内注射化学药物来抑制新的癌细胞生长。

然而到目前为止,大多数抗癌药物还缺乏选择性,它在杀死癌细胞的同时,也会对体内的正常细胞和正常组织造成损伤,所以会带来种种不良反应。因此,病人及家属可向医生请教,如何避免或减少不良反应。

化疗的不良反应有:

1. 即刻反应,如过敏性休克、心律失常、注射部位疼痛等。

2. 早期反应,如恶心、呕吐、发热、食欲不振、腹痛、膀胱炎等。

3. 中期反应,如出现骨髓抑制、白细胞减少与免疫功能受到抑制、口腔炎、腹泻、皮疹、脱发、末梢神经炎等。

4. 延期反应,如出现皮肤色素沉着,出现并发症（感染、出血、穿孔、尿酸结晶）甚至复发等。

对化疗病人的护理要点是:

1. 化疗期间,鼓励病人多喝水,每天的饮水量要在 3000 毫升左右。一天内反复多次喝水能减轻化疗药物对口腔黏膜的毒性。因化疗引起的口腔炎,除用药、用水漱口外,还要保持口腔清洁,可用棉签轻轻擦洗口腔和牙齿,记住不可使用牙刷;也可口含冰块,以减少口腔炎的发生。如果发生口腔炎,可用中药锡类散或冰硼散抹于患处。

2. 尼古丁妨碍化疗效果,故化疗病人不能吸烟。

3. 化疗病人的衣物,特别是内衣要单独洗涤,并有病人专用的洗衣盆、洗脸盆等。化疗病人要勤洗澡、勤换衣物,包括床上用品。所洗衣物最好能在阳光下曝晒,拖鞋要单独存放。此外,接受化疗的女性不能哺乳,夫妻生活要使用安全套等。

4. 病人化疗后往往食欲很差,好饭好菜也难以咽下。因此,要帮助病人坚持吃饭,宜选用高营养的食物,如海参、鱼类、蛋类、鲜肉与牛奶等。每天少食多餐,逐渐增加食量。食物味道适当浓一点,可多放一些盐、糖、醋、芝麻油等以刺激食欲,亦可多用一些酸类食物如山楂汁、酸梅汤等。但要避免摄入熏烤、过凉、过黏及过硬的食物。

5. 新西兰科学家认为,补充维生素 C 对癌症治疗有帮助。一般每天可服用 600 毫克(每次 200 毫克,分早、中、晚 3 次服用),也可在医生指导下增加维生素 C 的用量。

6. 可考虑适当服用人参,有助于提高人体免疫功能。

7. 处理不良反应的常用措施有:

伴恶心、呕吐者,可嚼食生姜片。进食后,不要马上躺下,最好能散步 20 分钟,再睡。

伴胃部不适者,可喝点新鲜果汁。

伴脱发者,可将黑芝麻炒熟,碾粉拌红糖服用。

伴口腔溃疡、疼痛者,可在患处适当涂抹蜂蜜。

8. 下列食疗对增强体质有益,可参考,并可举一反三、变着花样地让病人吃好。关键是病人要想吃、愿意吃这类食物,要合病人的口味,即"适口者珍"。下列食谱可供参考:

猪肚或羊肚 1 个,洗去脂膜,切块,以文火煮熟,加入去皮、切块的山药 200 克,一同煮烂,调味后食用。

鲫鱼 200 克(大小均可),去鳞、内脏,洗净后,加入姜、葱、醋等煮汤,调味后食用。

粳米 100 克,鸡肫 100 克(洗净、切碎),煮粥后调味服用。

红枣 8 枚,鸡蛋 1 个,蜂蜜适量,炖熟食用,每晨 1 次。

9. 鼓励病人树立战胜疾病的信心,保持良好的情绪,引导其增强自理能力。

10. 运动是增强化疗病人体质的良方,可从间歇运动起,逐渐增加运动量。

病人的心理护理

人在生病后,会产生与平时不同的心理反应。此时情绪的稳定性和自我控制性降低,暗示性增强。不良的情绪会进一步导致功能的紊乱与疾病的变化。因此,了解病人的心理,有针对性地进行心理护理,让病人保持良好的心理状态,这对其恢复十分有益。

病人常见的心理主要有:急躁心理、自尊心理、忧虑心理、羞愧心理、猜疑心理、焦虑恐惧与愤怒心理、悲观消极与绝望心理,等等。

心理护理的常用方法:

1.尊重病人。照护者应经常面带笑容,动作轻缓,说话和缓,语气亲切,反应要及时。不可有厌烦的言语与眼神,尤其面对的是那些大小便不能自理,甚至是"失禁"的病人。

2.努力为病人创造良好的环境,合理安排好病人的休息、睡眠、饮食、营养。在不影响康复的情况下,让病人有"自主权",满足他的某些需求,让其心情更愉快。

3.引导病人正确对待疾病,想方设法地让病人自觉地进行积极治疗和配合护理。

4.根据病人的特点、病情的轻重、病程的长短,安排一些病人感兴趣的活动,以振奋其精神,促进其康复。

病人自己要正确对待疾病,要有与疾病斗争的勇气。首先,要树立信心。要相信当今的医疗技术是日益进步的,许多疾病是可控可治的,自己是能够康复的。有位诗人说得好:"信心是半条性命。"医生常说:"信心是精神支柱,是健康良药。"其次,运用想象疗法或心理暗示来帮助其战胜疾病。一位法国医生在 20 世纪 20 年代就知道自我暗示的神奇作用了。他要求病人不断重复这样一句话:"我每天在各方面都越来越好。"凡是这样做的病人都获益良多。

世界卫生组织曾报道,当今人类的疾病,有很多是不良精神因素造成的。因为不良情绪会刺激人体内分泌紊乱,抑制自身的免疫力,从而会引起这样或那样的病痛。若本已是有病之身,再加上不良情绪刺激,自然病情就会雪上加霜。

五、家庭护理知识

如何测量体温、脉搏和呼吸

护理病人时,常需要观察其体温、脉搏、呼吸,那如何观察呢?

1. 体温的测量。正常人的体温为 36.5～37℃,这指口腔温度。腋窝的温度一般比口温低 0.3～0.5℃,直肠的温度(肛温)一般比口温高 0.3～0.5℃。

无论是哪种方法测温,都应将完好无损的体温表的水银柱先甩至35℃以下。体温表有 3 种:口温表的一端细而长,腋温表的一端扁平,肛温表的一端为球形或椭圆形。

各种测温的操作方法如下。

测口温:将口温表水银端斜放于舌下,让病人闭口,用鼻呼吸,不要用牙去咬体温表,3 分钟后取出,看度数。

测腋温:将腋温表(没有腋温表时,用口温表代替)水银端放于病人腋窝深处,要求其屈臂过胸,夹紧体温表,5～10 分钟取出,看度数。

测肛温(常用于婴幼儿及特殊病人):让病人屈膝侧卧,先在肛温表的水银端涂少量润滑油,然后轻缓地将水银端插入肛门 3～5 厘米。必要时,应扶好肛温表。3 分钟后取出,擦净肛温表,看度数。

使用后,要清洁、消毒体温表,并拭干备用。

2. 脉搏的测量。正常人的脉搏跳动均匀、有力,每分钟为 60～100 次,但小儿较的脉搏成年人跳得快(幼儿可在 100～120 次),青年人的较老年人快,女性的脉搏较男性快。

测脉搏:常在手腕上方桡动脉处(中医习惯于在此处"搭脉")或在颞动脉、颈动脉、足背动脉等处测量。临床多测桡动脉。

病人在安静的状态下，医生将食指、中指、无名指指尖并排按在病人桡动脉的表面，按压力量的大小以能触到脉搏为准。每次测脉搏的时间不少于 30 秒，对心脏病人、高热病人要测 1 分钟。

3. 呼吸的测量。呼吸就是人体与外界在进行气体交换，即吸进氧气，呼出二氧化碳。胸部或腹部一起一伏为呼吸 1 次。在正常情况下，成年人每分钟呼吸 16～20 次，小儿呼吸频率较快，老人较慢；在运动、情绪激动和气温增高时，呼吸频率较快，在休息和睡眠时，呼吸频率则稍慢。

测量呼吸，常与测量脉搏同时进行。正常呼吸与脉搏之比为 1∶4。每分钟脉搏：男性为 15～18 次，女性为 17～19 次，儿童为 22～26 次，新生儿为 30～40 次。

如何安排病人饮食

合理安排病人的饮食是护理病人的一项重要的内容。尽管各人的病情不同，除了医生另有嘱咐外，饮食要求大体有 4 种，具体如下：

1. 普通饮食，适用于病情较轻或处于恢复期的病人。不过，此类患者应注意少食油煎、油炸或辛辣刺激性的食物。要注意平衡饮食营养，如动植物蛋白质的搭配比例要恰当等。

2. 软食，适用于消化不良、老年、低热或处于恢复期早期的病人。此类饮食细软、易消化，如软饭、发糕、包子、馄饨、豆制品等。

3. 半流质饮食，适用于高热、手术后、有口腔疾病以及痢疾、腹泻、消化不良等病人。此类饮食要求少吃多餐（如每日 5 餐），食物应无刺激性，易于咀嚼、吞咽且营养丰富，如粥、细面条、蒸蛋、肉糜、面包、蛋糕等。

4. 流质饮食，适用于病情严重、高热、手术后，或有吞咽困难、急性消化道疾病的人。此类饮食多为流体食物，亦要求少吃多餐（每日 6～7 餐）。这类食物如豆浆、牛奶、米汤、稀藕粉、肉汁、菜汁、果汁、麦乳精等。由于流质饮食热量及营养不足，所以只适合短期食用。

如何护理出麻疹的孩子

麻疹是儿童常见的一种传染病,民间俗称"痧子""疹子"。麻疹多流行于冬春季节,1～5岁的小儿最易患此病。

本来出麻疹并不是什么可怕的事,但若不注意护理,就会带来后遗问题,甚至发生意外。根据联合国的统计资料,在未进行麻疹疫苗预防接种的儿童中,平均每100名儿童约有3人死于麻疹。因此,家长们应注意:

1.出生6个月以上的孩子要及时接种麻疹疫苗。

2.平时要让孩子吃好、睡好,增强身体抵抗力,避免感受风寒。

3.在麻疹流行期间,不要带未患过麻疹的孩子去公共场所,更不能让孩子与正患麻疹的孩子接触。

4.已患麻疹的孩子,要让他多喝水(温开水、糖水或用荸荠、甘蔗、芫荽、白茅根、芦根、胡萝卜煎的水)。吃富有营养而易于消化的食品(开始可饮浓米汤、藕粉、牛奶、菜汤、去油的肉汤或鸡汤等;以后可食粥、挂面、蒸蛋羹、鱼泥、肉末等),忌吃厚腻食物。孩子应多卧床休息,保证房间空气的流通,避免孩子直接被风吹和被阳光照射。时时保持孩子口腔和眼、鼻等处的清洁。

5.麻疹是急性呼吸道传染疾病,至今无特效药。只要没有并发症,一般7～14天可自然缓解。在患麻疹期间,孩子不要去学校、幼儿园等公共场所,通常应在家隔离至出疹后的第5天。

麻疹的发热和发疹是必然要经过的阶段,除非体温过高,一般不主张给孩子退热。如孩子有剧烈咳嗽、声音嘶哑、耳部疼痛、呼吸急促或呕吐、惊厥等症状时,应立即就医。

如何护理小儿肺炎

小儿气管和肺的发育还不完善,受细菌或病毒感染容易发生肺炎。常有发热、咳嗽、气喘、憋闷等症状,有时可见鼻翼煽动。小儿得了肺炎,"三分靠治疗,七分靠护理"。因此,在治病的同时,一定要做好必要的护理工作,这是早日恢复健康的关键因素之一。

护理时,要注意:

1. 遵医嘱,按时用药。

2. 最好卧床休息。

3. 保持室内空气新鲜,室温不宜过高,室内湿度适宜。

4. 许多肺炎患儿常伴有鼻塞、流涕等症状。为保持其呼吸道通畅,可将柔软的布或纸巾浸到淡盐水中,卷起一角,轻缓地插入患儿鼻孔内并转动一下,以清除鼻腔中留存的黏液。

5. 经常给患儿翻身,更换体位,以利于排痰。

6. 保证每天饮用充足的水,饮食要清淡、易于消化和富有营养。

7. 防止受冻。

如何护理抽风小儿

"抽风""抽筋",医学上称之为"抽搐"。像发热、呕吐、疼痛一样,抽风是许多疾病的一种症状。病人会有不能自制的骨骼肌的抽动,且常常在一时丧失知觉的情况下发生。

由于疾病不相同,抽搐的特点也不尽相同。高热引起的抽搐,多为阵发性,一般时间不长。癫痫和脑寄生虫引起的抽风,多表现为四肢抽搐、眼球上翻、口吐白沫,并可能咬破舌头和大小便失禁。破伤风引起的抽搐可出现牙关紧闭、肌肉强直。低血钙和碱中毒引起的抽搐表现为手足抽搐。

孩子抽搐时,大人不要慌张,不要大声喊叫,也不要让别人围着吵嚷,以免刺激患儿,加重病情。不要使劲地按压病儿的身子和四肢,更不可强行拉直抽搐的手臂和腿,以免造成损伤。当孩子出现抽搐时,家长首先要解开孩子上衣的扣子,保证其呼吸通畅,并让孩子侧身睡,以免痰液呛进气管。若为癫痫发作而引起的抽搐,家长可用干净的手帕包住筷子,将筷子塞进患儿嘴里,防止其咬破舌头。高热抽搐时,可用冷毛巾敷在患儿额部或用白酒擦拭头颈、胸背、四肢。体温降低可减轻抽搐。对抽搐较重的患儿,可用指甲掐他的"人中"

穴（在鼻下），有止痉的作用。

同时，赶紧请医生诊治。

对居处僻远、交通不便的病人，在抽搐缓解期可用下方试治：葱须、茶叶各适量，水煎服。

还有，在孩子抽搐时，千万不可喂其喝药、喝水，因为此时患儿身体活动失常，容易导致憋气或使药物、水误入气管。

如何护理发热病人

许多疾病都能引起发热。发热常常（如体温在38℃以下）是人体抵抗疾病的一种防御性反应。高热（如体温在 38℃甚至40℃以上）常表示病情严重，应多加警惕。

家中有了发热病人，护理时应尽量做到：

1. 最好每隔 4 小时测 1 次体温并记录下来，以供医生参考。

2. 宜进食流质或半流质的饮食，如米汤、稀饭、豆浆、牛奶、面条等有营养而又易于消化的食物，要少吃多餐。

3. 注意给予病人补充足够的水分，如开水或淡茶。成人每天至少保持尿量 1000～1500 毫升。这样既可防止其脱水，又有利于病人排出体内毒素。

4. 对于急性高热病人，可将冷毛巾或冰袋放置在头部降温，还可用白酒、温水擦拭四肢。

5. 要让病人多休息。

6. 保持病人的口腔卫生和大便通畅。

7. 不要随意使用退热药。因为发热是人体的一种防御性反应，不必见热就马上使之退去，且许多疾病仅靠退热是解决不了问题的。如为细菌感染引起的发热，需要应用抗菌消炎药治疗才行。若靠退热药而一时解除了症状，反而有可能延误疾病的诊断和治疗。何况，有些退热药还有过敏反应和毒副作用。所以，要慎重地使用退热药。如果确诊为伤风、感冒引起的高热，应当"急则治标"，可适当选用一些退热药，如复方阿司匹林（APC 片）、感冒退热冲剂等。

8. 及时就诊,按医嘱用药。

如何护理肠道传染病病人

夏秋季节是肠道疾病的多发时期。肠道传染病包括霍乱、伤寒、痢疾、急性胃肠炎、食物中毒等。这类疾病来势凶猛、传播速度快,要及时请医生诊治。

预防肠道传染病,应注意:不喝生水,不吃腐烂变质的食物,不吃苍蝇爬过的东西,不饮用被污染的河、塘、沟里的水。

护理肠道传染病时,应注意:

1. 不在河边洗刷肠道传染病人的衣服、用具、便桶。病人的排泄物也要予以消毒处理。

2. 少量、多次地给病人饮用带有盐分的开水或茶水。

3. 保温腹部,保持肛门清洁。

4. 吃清淡、易消化、有营养的食物,不宜吃辛辣刺激性食物。

5. 积极治疗,按时服药。

如何护理肝炎病人

平常我们所说的"肝炎"是指病毒性肝炎,具有传染性。

病毒性肝炎经血液和体液传播,肝炎病毒可直接或间接地通过污染了的手、饮食、餐具等途径传播。因此,预防此类肝炎,首先要注意做好个人卫生,防止病从口入。

护理肝炎病人时,要做到:

1. 遵照医嘱,按时服药。

2. 应让病人卧床休息,不可劳累。

3. 饮食上要给予病人富含维生素的食物。病人宜吃新鲜、易消化的瘦肉、鲜鱼、水果、蔬菜等,少吃油腻高脂食物,不喝酒。罐头食品中含有防腐剂,会增加肝脏代谢负担,故不宜让病人食用。

4. 急性期隔离措施,病人应分床、分食,餐具要按医嘱消毒。

5. 如发现病人有烦躁不安等精神症状时,应及时请医生检查、治疗。

如何护理呕吐病人

许多疾病都会有呕吐症状。有时它是人体的一种保护性反射，人通过呕吐将胃里的有害物质代谢出来。但呕吐能引起身体"失水"，故应予以重视。

病人呕吐时，要将其扶坐起来，将他的头转向一侧，以免呕吐物呛入气管而引起窒息或肺炎。呕吐后，要用清水漱口，并将被呕吐物弄脏的衣物换下、洗净及消毒。如果是消化不良或胃炎引起的呕吐，则应暂时不让病人吃东西，待其病情好转、不再呕吐时，再吃一些清淡、易消化的食物。呕吐后，应让病人少量、多次地饮用带有盐分的水或果汁，以补充体内水和盐的不足。轻度呕吐的病人，可喝点生姜水。

如何护理中风病人

中老年人得中风病的较多。护理中风病人，应使其保持安静，少惊动和搬动病人；病人头部可略垫高；按医嘱予其服药和进行肢体锻炼。

中风病人因昏迷、偏瘫而长期卧床，可使受压部位的皮肤和皮下组织缺血、坏死，甚至溃烂而造成压疮，故应及早预防。

1. 勤翻身。白天每隔 2 小时给病人翻身 1 次，夜间3～4小时翻身 1 次。

2. 勤按摩。用手掌在病人受压部位由轻到重地进行环行按摩，每次 5～10 分钟。如能蘸点 30％酒精（或白酒）及滑石粉按摩，效果会更好。

3. 保持清洁。床铺要清洁、平整，被褥要勤换、常晒。常用温水擦身。不要在病人身上盖过多的衣被。凡大小便失禁、呕吐及出汗的病人，衣被更要勤换洗。

4. 放置软垫。在受压部位铺上棉垫或气圈，在气圈外面加铺一

163

层棉布,以防发生皮肤过敏。

5.注意饮食卫生。鼓励病人多吃营养丰富、味道鲜美、容易消化的食物,以提高抵抗力。

6.保证口腔卫生。

7.防止便秘,可让病人喝些蜂蜜水等。

8.对大便失禁的病人要做好卫生清洁工作,洗净后可扑些爽身粉以保持皮肤干燥。如果发现肛门周围皮肤发红,可先用温水洗净,再涂一些氧化锌软膏来保护皮肤。

9.鼓励病人多饮水,挤压其腹部以帮助排尿,并且每天清洗会阴部2次。男性小便失禁者可采用以下方法接尿:将阴茎套套入阴茎,并用胶布固定。在阴茎套头部开一个小圆孔,大小以能插入导尿管为宜。为使尿液流动得更通畅,可将导尿管头部剪去,再接上合适的胶管,并将胶管通向尿瓶内。

10.如病人喝水、进食流质有困难,可使用吸管。

11.设法让病人多晒太阳,多呼吸新鲜空气。

12.帮助病人进行语言功能的锻炼,应根据病人听、说、谈、写功能障碍的程度进行发音、说话、书写、手势等训练,由易而难,由简而繁。

13.帮助病人进行肢体功能训练,鼓励病人在家人的看护下锻炼手脚。

如何护理产妇

十月怀胎,一朝分娩。分娩后的前6个星期为产褥期,俗称"月子"。妇女怀孕后,全身与生殖器官发生的变化要经过一段时间才能逐渐恢复正常。月子里的产妇身体抵抗力较弱,加上产后胎盘剥脱给子宫留下了一个较大的创面,故而也增加了患病的概率。因此,要护理好产妇。

1.一般顺产的产妇,在产后24小时内应卧床休息,之后可起床适当活动。早期活动可促进恶露的流出,有利于子宫的复原和大小便的通畅。但活动量不宜大,活动时间宜由短到长,也就是以产妇不感到疲劳为原则。月子里要避免做重体力劳动,如挑水、提拿重物等,防止发生子宫脱垂或腰酸背痛。

2.注意产妇外阴的清洁,每天用温水清洗1～2次。

3.产妇通常出汗较多,故应勤于擦洗身体和更换衣服。洗澡应选择淋浴,淋浴时要防止受凉。

4.产妇室内注意保暖,注意空气流通,避免凉风直接吹向产妇。产妇要穿得比常人厚实一些。但夏季不可穿着过多,防止产妇中暑。气温高时,要饮些金银花露、菊花茶、西瓜汁等。

5.产妇应该吃一些易于消化和营养丰富的食物。肉、蛋类要比平时多吃些,蔬菜、水果也不应缺少。鸡蛋、鲫鱼汤、猪蹄汤等还有一定的增加乳汁的功效,可以适当多吃一些。

6.产后为了尽快恢复体型,避免肚皮松弛,产妇可在床上进行腹肌锻炼。常用的方法是:产妇平卧,不靠手、足的协助而坐起、卧下,每次做2～3遍。每天早晚各锻炼1次。

7.如果外阴有肿痛,可以热敷,亦可在医生指导下服用一些抗生素。如果外阴肿痛得厉害,或产后3～4天有发热症状的,要及时去医院就诊。

8.月子里禁止性生活。不是顺产的产妇,可能要2个月甚或3个月后才能恢复性生活。2年内不宜再次怀孕或做人工流产,故月子里应注意避孕。

9.产后6～8周,母婴双方应去医院做检查。

六、家庭用药常识

用药须知

1.服药时间。应在医生的指导下服药,了解1日2次是指间隔12小时服药;1日3次是指间隔8小时服药;1日4次是指间隔6小时服药;饭前服,是指饭前30～60分钟服;饭后服,是指饭后20～30分钟服。

2.掌握好剂量。服药应保持有效的血药浓度。药量过大过小,服药时断时续或当停不停、突然停药,都是不正确的。

3.避免多药联用。两种药物联合使用,可能有增强疗效的作用,也可能会出现副作用增多,故应该在医生的指导下使用。若搭配不当,则会带来这样那样的不良后果,如降低药效、失效甚至招致毒性反应。所以原则上,能用一种药取得疗效的,就不要使用多种药。

4.不宜合用的中西药。有些中西药是不宜合用的,合用可能会降低药效或诱发其他病变。下列中西药不宜合用:

羚羊感冒片与复方阿司匹林片,牛黄解毒丸与土霉素片,消渴丸与优降糖片,炎得平片与螺旋霉素片,藿香正气水与苯妥英钠,大山楂丸与麦迪霉素片,六味地黄丸与利福平片,保和丸、五味子丸与胃舒平、氨茶碱,国公酒、风湿骨痛酒与苯巴比妥、安乃近、降糖灵、苯妥英钠,胃痛散与地高辛,甘草、参茸与阿司匹林,鸡肝散不宜与丙卡巴肼等同服。

5.食物对药物的影响。有些食物不宜与药物同服,最好在服药期间停食此类食物。例如,牛奶、豆奶、豆浆不宜同时与复方丹参片和利福平同时服用;鱼不宜与异烟肼同时服用;醋不宜与红霉素同时服用;腌制品不宜与去痛片同服;抗生素不宜与奶制品及果汁同服;抗高血

166

压药和利尿药不能与含盐丰富的食物(熏制品、海产品等)及含钾丰富的食物(蔬菜、干果、香蕉等)同服,等等。

6.如果服药后原先的病症没有好转,反而出现头晕、头痛、呕吐、恶心、虚弱等现象,或走起路来摇摇晃晃,这些都可能是药物的不良反应,病人应立即就诊,查明原因。

在家换药,要注意什么

为了清理伤口,促进愈合,就必须定期换药。对于一些可以在家换药的伤病,病人或家人应学会基本操作,按医嘱执行。这样,对居住在农村或不便出行的病人,意义更大。

在家换药,要注意些什么呢?

首先,要用肥皂、流水洗净双手,再用消好毒(煮沸)的镊子或筷子轻轻揭去伤面上的纱布,如果纱布与皮肤粘得紧而不易被揭去时,可先用双氧水或淡盐温水浸湿纱布,待其被泡软后再轻轻揭开。然后,用消毒棉球蘸淡盐温水清洗伤口,再用酒精棉球由伤口边缘向外擦(不要向里擦,更不要把酒精擦到伤口里)。清洗消毒后,可按医嘱上药或盖上消毒纱布并包扎好。若伤口脓液较多、臭味较大,应每天换药1~2次;若伤口脓液很少、臭味不大,可1~2天换药1次;伤口无脓,可3~5天换药1次。新鲜伤口,经消毒包扎后,就不要随便打开。换药时,如发现伤口较大或颜色发暗,脓液突然增多或有发亮的水泡,或伤口出现疼痛、发热时,应及时去医院治疗。

怎样煎服中药

煎服中药的时候,应注意以下几点:

1.煎药的容器最好选用陶制的砂锅。因为它不会同中药的有效成分起化学反应。用铝锅或搪瓷锅也可以,但不宜用铁锅。

2.先将药物用水浸泡半小时,浮在水面上的药要用筷子搅一下,使之浸入水中。注意:浸泡药物的时间不必过长,有些药物泡久了有可能会发酵、变质。煎药时,应加入适量的水。若煎的时间长,水就多放些；煎的时间短，水就少放些；一般水量以高出药面有1指深（约半寸）的高度就可以了。要用干净的凉水来煎药。不要直接用自来水煎药，可将自来水煮沸后，放凉去氯后，再用来煎药。

3. 煎药的火力，一般在未煎沸前用急火，水沸后改用文火（小火）。也有人主张用文火慢煎的。可按医嘱执行。

4. 煎药的时间和方法。由于病情和药物性质的不同，各有不同的煎药要求。通常是药煮沸后再煎15分钟就可以服用。滋补药如人参、熟地、阿胶等，应煮沸后再煎30～40分钟或更长时间。若是治疗伤风感冒的药，如薄荷、荆芥等，煮沸后5～6分钟就可以服用了。有时1剂药里会有另外用纸包好的药物，这些药可能是需要先煎、后煎或单独冲服的，要问清楚煎药的方法，以免出错。

5. 多数中药采用不冷不热的温服法，但治疗表寒证时应"热服"，治内热症时应"冷服"，要求一次服的为"顿服"，要求分多次频饮的为"频服"，有时又点明要"空腹服""饭前服"和"饭后服"。麝香、牛黄、田七粉、琥珀末、姜汁、竹沥等往往要求"冲服"，而阿胶、鹿角胶、饴糖等一般都在"烊化"后服用。究竟如何服用，要听医生的。

怎样浸药酒

用药物浸制的酒液来治病，在我国有悠久的历史。

在家浸制药酒，可将药物切碎或研成细末，放入容器内（容器最好选用有遮光作用的棕色阔口玻璃瓶或瓷瓶），然后加入白酒或米酒或黄酒，密封浸泡，每日应搅拌或摇晃1次。药材与酒的配比通常是：鲜品，两者比例为1：2；干品，两者比例为1：（3～4）。通常浸泡2～4周，就可将药渣压榨取汁，并将所有酒液过滤，即得。如需连续浸制，药渣就不必压榨（如调补之品人参、黄芪、当归等都采用此法），只要再加酒浸制就行了。必要时，还可加蜜、糖调味。

药酒的通常用量为每次15～25克，补益酒可每日服用1～2次。

要注意的是：

1. 药酒使用前，必须有医生的指导，以免药不对症。配置时，应仔细核对药物名称，以避免同名异物或异名同物而选错药材。

2. 酒的选择，以低于 60 度的白酒为宜。

3. 有高血压病、心脏病、肝脏病、严重溃疡病和肺结核病的病人，要慎重饮用药酒。

怎样吃补药

医生的观点是"虚者补之"。平素健壮、身体并不虚弱的人，就不必吃补药了。吃补药要得法，否则也会引起不良的后果。例如，有人没病也不断地服用"大补元气"的人参，结果出现中毒反应；有人吃鹿茸后导致内热，引起鼻出血和牙龈出血。

因此，老年体弱的人吃一些补药是可以的，但需注意：

1. 要掌握好时机。有新病时，应先治新病；待病情好转后，再吃平时吃的补药。例如，驴皮胶和参茸片等在感冒时应暂停服用。

2. 切忌乱服药，要缺什么补什么。缺维生素 A 时，就补维生素 A，缺钙就补钙；阴血亏虚的要用熟地黄、当归等药，阳气亏虚的应用人参、鹿茸等药。对症下药才有益于健康，并不是任何补药都适合自己。

3. 要掌握补药的煎服方法。一般的滋补性中药材，常要煎煮约半个小时，人参则需慢火煎 1 个小时以上才能将有效成分煎出来。假若只煎几分钟是很难达到进补的目的的。

4. 中医认为补法有多种，如平补、调补、清补、温补、峻补等。究竟该采用哪种补法，应事先请教医生。

5. 补药不可长期服用。适时进补即可，补过了头反会招致新的病变。

6. 孩子进补尤其要慎重。曾经不止一次地发生过新生儿服用人参出现剂量过大而致其死亡的事件；也有一些儿童因滥用补品而出现性早熟。一句话，千万不要做"爱儿反害儿"的蠢事。

7. 健康的体魄来源于运动，来源于合理而多样的饮食，来源于积极愉快的生活。吃补药只是体弱时的一种救急措施，单纯依赖补药不能达到健康长寿的目的。

七、家庭常用治疗方法

怎样冷敷

冷敷是一种常用的护理方法,有时也是辅助治疗的手段。

冷敷的作用有:

1. 止血止痛。冷敷可使毛细血管收缩,可减轻局部充血。在肢体碰撞、急性扭伤后,立即在患部冷敷有止血止痛的功效;轻度的鼻出血,在额鼻部冷敷也有一定的止血作用。

2. 消炎。在炎症早期,冷敷能抑制细菌的生长,可达到消炎的目的。

3. 降温。冷敷能降低局部组织的温度,促进皮肤散热。高热病人可在额部、腋下及腹股沟等处冷敷。

冷敷的方法:

将毛巾放入冰水或井水中浸湿,取出,拧去多余的水分,再将湿毛巾放在冷敷的部位,5 分钟左右更换 1 次,每次敷 20～30 分钟。冷敷完毕后,擦干皮肤。也可在冰袋或塑料袋内装入碎冰或冷水,敷于患部。

注意:皮肤青紫处和有慢性炎症的部位禁敷。皮肤青紫表示静脉血已经瘀积,此时若再给予冷敷,将使该部位的营养与氧的供给减少,可能引起组织坏死。有明显炎症部位只能热敷而不能冷敷。热敷可扩张毛细血管,使局部供血丰富,有利于消炎;而冷敷则作用相反。老弱人群及幼儿,由于身体素质较差,抵抗力低下,容易发生冻伤等意外,故不宜冷敷。

怎样热敷

热敷也是常用的一种护理方法,有时同样是一种辅助的治疗手段。

热敷的作用有:

1.使局部肌肉松弛、毛细血管扩张,可减轻深部组织的充血和肌肉痉挛,从而能够消炎、消肿及减轻疼痛。例如,初起的疖肿、麦粒肿、关节痛、风寒引起的腹痛及腰腿痛等,均可热敷。

2.保暖,适用于畏寒和需保暖的人。

热敷方法:

将毛巾放入60℃左右的热水中浸湿透,然后取出毛巾,拧去多余的水分,放在需热敷的部位上,每隔5分钟左右更换1次,每次约敷30分钟。

热水袋内水温不宜太高;水壶、盐水瓶可代替热水袋。炒盐、炒米、炒糠、炒沙装入布袋内亦可热敷。

热水坐浴也是一种热敷法。每次坐浴约20分钟,有减轻肛门和外生殖器炎症的作用。

注意:防止烫伤皮肤。昏迷、瘫痪病人和婴幼儿使用时,必须随时观察局部皮肤的变化,如见发红、起泡,应立即停止热敷。老年人因皮肤感觉不灵敏,更要防止发生烫伤。

怎样捏脊

1000多年前,我国劳动人民就用捏脊的方法治病了。因为在整个操作过程中,医生采用捏拿背部脊椎的方法,所以称为"捏脊"。又因它对小儿"疳积"的疗效最好,故又称为"捏积"。用这种方法治疗,没有任何副作用。

操作方法:

第一步,要让病人的身体保持在适当的位置。成年人可俯卧在床上,很自然地将背部伸直;小儿最好伏在大人的怀抱里,以皮肤放松为原则;然后脱去或掀起上身的衣服,露出整个背部。

第二步,是治疗者站在病人身旁,将双手的中指、无名指和小指握成半拳状,食指半屈,拇指伸直,用这种手势推捏。推捏时,双手的拇指和食指从背部下方尾椎骨的地方捏起皮肤,接着两手的拇指将皮肤轻轻地、慢慢地向前捏拿。这样沿着背部脊椎骨,由下向上地一边捏、一边拿、一边向前推,一直捏到与肩相平的脊椎骨部位(相当于针灸学上的"大椎"穴)为止。有时也捏到后脑正中近头发处。此为1遍,如此反复自下而上地捏上 3～5 遍,便是治疗 1 次。记住,在捏最后 1 遍时,每捏 3～5 个动作要将皮肤略提起一下,最后还要在腰部两边(相当于针灸学上的"肾俞"穴)用双手拇指揉按几下,这样,全部操作才算完毕。每日治疗 1 次,连续捏拿 6 日为一个疗程。

注意事项:捏脊最好在每天早晨或上午未吃东西时进行。刚吃饱时,不宜做捏脊治疗。捏拿完毕后,应让病人休息约半小时再进食。在操作过程中,要设法让病人心情舒畅,肌肉放松;防止病人因露出背部而受凉。捏脊时,手法要轻柔,两手用力要均匀;指力的轻重、速度的快慢要适宜。小儿皮肤娇嫩,可取姜汁、白酒等作为润滑剂。

捏脊能治哪些病?

根据经验,捏脊对儿童疳积病的疗效最好。儿童疳积病的症状有:烦躁、爱哭、腹泻、消瘦、不想吃东西、盗汗等。

有的医院用捏脊来治疗成年人的胃肠病和妇女的月经不调、痛经等,也有不错的效果。如果采用倒转捏拿(就是由上向下捏),对治疗高血压病等也有益处。对健康人捏拿,无论成人还是儿童,都有健身防病的作用。

怎样按摩

当我们的身体受到损伤而发生疼痛时,手自然地会去抚摸一番,因为抚摩可使疼痛减轻或消失。经过人类长期的认识、实践和总结,将这种方法发展成为现在的推拿疗法,又叫按摩疗法。到了隋唐时期,已有按摩博士和按摩师等职务名称,可见它很早就是受人欢迎的一种治病手段了。

现在已证明:推拿可使脉络疏通,气血流畅,有解除肌肉紧张、消肿止痛等作用。

操作方法:

推拿所使用的方法有数十种,名称尚未统一。常用的基本手法有以下几种。

按法:用手的拇指螺纹面,或把两手掌部叠起,在适当部位按压,一按一松,轻重程度以病人不感到疼痛为宜。

摩法:用手指或手掌在病人皮肤上给予柔软的往返抚摩。

按法和摩法的手法,多用在背部和腹部,在肌肉不多的部位(如手指、足踝、膝肘关节处)可用指尖按摩。

推法:用手指或手掌向前、向上或向外推挤肌肉。

拿法:用一手或两手将病人的皮肤、肌肉或筋膜拿起来、放下、再拿起、再放下地交替进行。

揉法:用手指或手掌贴近皮肤进行旋转活动。

抖法:用手指或手掌在病人肢体上做轻微地振颤、抖动。

打法:用手指、手掌或拳头在病人身上拍打。

摇法:使病人关节做缓慢、有节奏的被动环转运动。

推拿注意事项:

推拿前,操作者要修剪指甲、洗净双手。冬天应使双手温暖,防止病人受凉。推拿手法应从轻到重,再从重到轻,从点扩大到面。

对于正处于高热或有各种出血、肿瘤、急性传染病和急性炎症、骨折脱臼、血友病,有严重心、肺、肝、肾疾病以及久病体弱或孕妇而经不起推拿的病人,不宜使用推拿疗法。

推拿能治哪些病?

推拿能治多种疾病,最常用来治疗各种痛症。具体如下。

腰痛:可在腰部按、摩。

坐骨神经痛:可在下肢揉、拿、拍打,并在臀部、腘窝部按压。

胃痛:可在肚脐四周及手腕腕横纹上2寸处(即内关穴)揉、按。

肩痛:可在肩部及上肢推、拿、揉。

膝痛:可在膝盖周围及下肢推、拿、揉。

自我推拿治疗:具体如下。

感冒:手上最好涂几滴风油精,两手合拢搓热,趁热以手摩面颊,并按揉鼻旁和太阳穴。

颈椎病:在颈后涂少许风油精,用双手中指指端沿颈椎旁自上而下按揉3～5遍;再沿颈椎正中自上而下按揉3～5遍;再用手指按揉患侧肩臂,以压痛点为主,各约30次;然后用手掌自患肩由上而下拍打上肢3～5次;然后前后左右转动颈项。幅度由小到大,忌用力过猛;最后将毛巾浸入热水或热醋中,拧干,敷于颈后3～5分钟。

漏肩风(肩痛、肩关节活动不便):用手指按揉肩臂,以压痛点为主,各约30次,手法宜轻柔;推拨压痛点各约30次;用手掌自上而下拍打上肢3～5次;最后伸直手臂,由前向后、再由后向前地缓缓环转摇动,前后各摇4～8次。平时还可配合做如下的锻炼;双手一前一后摆动;用健手在背后拉着患手逐渐抬高;用患肢摸墙,努力向上攀高等。

自我推拿保健法:具体如下。

摩上腹:用右手手指贴在上腹部,以腕关节活动为主,连续不断地做顺时针方向盘旋运动,手指压力的大小以感觉舒适为宜。老年人脾胃功能减弱,此法可起到助消化、增食欲、调理脾胃的作用。

揉肚脐:用手掌在肚脐上按压,做顺时针方向轻揉。老年人肠功能减退,容易腹泻或便秘,按揉肚脐可暖肠止泻、润肠通便。

搓两膝:用两手掌按在膝部,前后左右同时搓动,如搓绳状。老年人膝关节肌肉容易发生萎缩,影响活动。搓两膝可以舒筋活络,调和气血,活动关节。

摩足心:用手掌分别轻摩足心,至足底发热、舒适为止,有调和周身气血、消除疲劳、促进新陈代谢的作用。

以上每一种动作,开始时做50～100次,可逐渐增加到数百次。

一般在起床后和临睡前进行。如能持之以恒,可有延年益寿之功。

怎样刮痧

刮痧一般是用瓷汤匙(调羹)、铜钱或骨梳背等特制的器具和相应的手法,蘸取一定的介质,在体表进行反复刮动、摩擦,使皮肤出现红色粟粒状。

刮痧可刺激皮肤内的神经末梢,促进新陈代谢,增加人体的防御功能。刮痧后,病人常会感到轻松、舒服。

刮痧的操作方法:

露出需要刮痧的部位,并将其清洁干净。用汤匙蘸些芝麻油(菜籽油、花生油或清水均可),在该部位反复来回地刮,直至被刮的皮肤出现深红色的斑为止。

刮的顺序一般由上而下,由身体中间刮向两侧;应取单一方向(即每次都由上而下或都由内向外),不宜来回刮。每次每处大约刮20下可见皮肤充血。通常的刮法是:先在病人背部、颈后两侧刮,再在颈前喉头两侧和胸部进行。有时还要在背脊椎骨两侧和臂弯两侧、膝弯内侧等部位刮,也可根据病情需要自选合适的部位。在1个部位,可刮2~4条或4~8条的"血痕"。每一条"血痕"长度6~10厘米。按部位的不同,"血痕"可刮成直线或弧形。

刮后,最好再用手蘸点温淡盐水轻拍几下刮的部位。

注意事项:

防止病人在治疗时因受凉而加重病情。要随时询问病人有无疼痛或不适,以便调整其体位和改进刮的手法。如病人身体瘦弱,背部脊椎骨凸起,可以不刮背部,而在颈部多刮几下。刮后,抹去介质。

刮痧能治哪些病?

在烈日下工作或远行后,感到有身热、面红、恶心、呕吐、头昏脑涨、四肢冰冷等类似"中暑"的症状;或由于吃了不洁的食物或由于过饥过饱而导致的肠胃不适而出现腹痛、吐泻时,都可采用刮痧的方法治疗。病情严重者应及时请医生处理。劳累后,也可在背部刮一刮以消除疲劳。

怎样艾灸

艾灸的起源,可能是这样的:我们的祖先在劳动时无意中被火灼伤了皮肤,但却因此解除了身体上的某些病痛,因而从无意识到有意识地学会了利用火灼来治病。经过不断改进,后来找到了气味芳香、性温易燃的理想热源燃料——艾绒,于是定名为"艾灸"。"灸"的本义,就是灼体疗病的意思。

艾灸的热力透到皮肤里,可以温通经络,调和血气,促进人体血液循环通畅,所以能够治病。

操作方法:

艾灸有"艾条灸""艾炷灸"两类。艾条灸是将艾条点燃后,熏烤穴位皮肤的方法。艾条距离皮肤约1寸,灸至皮肤发红、发热为止。每次灸10分钟左右。艾灸分直接灸和间接灸两种,直接灸一般用艾炷灸,1个艾炷习惯叫1"壮",治疗时直接将艾炷放在皮肤上烧灼,以皮肤有微热感为度。间接灸是在皮肤上先放置衬垫物,使艾炷不直接灸皮肤。将切薄的生姜片放在应灸部位上进行灸治的,叫隔姜灸;将蒜片放在应灸部位上进行灸治的,叫隔蒜灸;将盐填放在肚脐上,再在盐上放置艾炷的,叫隔盐灸。艾炷灸一般每次灸3~5壮。

相比之下,艾条灸比较方便,家庭用它为好。

注意事项:

艾灸时,操作者应全神贯注,及时除去艾灰,避免烧灼皮肤,防止皮肤起水泡。

头部、面部、胸部及有毛发的部位不宜使用艾灸;孕妇的下腹部不可灸。

身体虚弱、功能减退时(中医称病人有"虚证""寒证"时),通常灸的时间可以长些,次数可以多些;与之相反的"实证""热证",则灸的时间要短些,次数要少些,甚至不可用灸法。冬季灸的时间可比夏季长一些,次数可以多一些。

艾灸能治哪些病？

艾灸能治多种疾病，凡慢性、虚寒性的疾病都可以灸治，例如腰背疼痛时灸腰背部，四肢关节疼痛时灸痛的地方，胃痛时灸肚脐上方，痢疾时灸脐旁，腹痛时灸肚脐周围等。如能请教医务人员，按穴位施灸，则治疗效果会更好一些。

常在膝盖下面约3寸处靠外侧的小腿骨旁（足三里穴位）艾灸，还有一定的强身保健作用。

怎样拔罐

拔罐是广大人民群众喜欢使用的一种治病方法。一些小毛病在拔罐以后，往往就能痊愈。

1000多年前，晋代葛洪所著的《肘后方》中就有关于"角法"的记载，其中载有"用牲畜的角作为吸血排脓的工具"，这就是最早的拔罐的工具。真正的"拔罐"一词，到清代才定名。

目前医疗单位使用的罐有竹罐、陶罐、铜罐和玻璃罐等。要是临时急用，家里的小茶杯、雪花膏空瓶也可代替。治疗时，借用热力排去罐内的空气，形成负压，罐就紧吸在皮肤上面，造成局部皮肤充血，从而改善血液循环，促进新陈代谢，提高人体的抗病能力，起到治病的作用。

操作方法：

比较常用的有闪火法和投火法两种。闪火法是指用长镊子夹着燃烧的酒精棉球，伸入罐中搅一下，迅速将罐口罩在选定的部位，即将罐口吸附在皮肤上。投火法是指将点燃的小纸片投入罐内随即使罐口吸附在皮肤上。一般吸着后，留罐5～15分钟，起罐时用手指轻压一侧皮肤"放气"，罐就可以自然脱落。

注意事项：

所用罐的罐口一定要光滑，避免划破皮肤，要在肌肉丰厚、毛发少的部位拔罐，不可在骨骼凹凸处、患肿瘤或皮肤病的局部、孕妇下部等处使用。有严重心脏病的、全身水肿的或平时容易出血（血友病)的人以及婴幼儿,不宜拔罐。要防止烧烫罐口或火源落下而烫伤皮肤。拔罐后,局部皮肤会有红晕或呈紫红色,这是正常现象,过些天就会消失的。当这种瘀血现象尚未消失时,暂时不要在原处拔罐。

拔罐疗法最适宜治疗下列病症:

头痛,可在前额或两边太阳穴处拔罐。

咳嗽、气喘,可在胸或在背部拔罐。

腹痛、腹泻(受凉引起的),可在肚脐的上下、左右拔罐。

肾炎,可在背部肾区拔罐。

月经痛,可在肚脐两旁和腰部较下方交替拔罐。

四肢关节痛、肌肉风湿痛以及扭伤作痛等,可在疼痛部位拔罐。

怎样应用饮食疗法

我国应用饮食疗法源远流长,到唐代它已成为一种专门的学问。所谓饮食疗法,就是给病人适宜的饮食来达到防治疾病的目的。由于它具有简便易行、无痛苦、病人愿意接受等优点,因而经久不衰。

药物与食物有时本就难以区分。例如,淋雨后喝碗祛风的生姜红糖水,暑热天喝碗祛暑益气的绿豆汤。这生姜和绿豆既是食物,又是药物。许多人都知道:吃萝卜能顺气,吃核桃可补肾强腰,吃橘子可化痰平喘……这些食物也都有一定的防病治病效果。至于"三分治,七分养"的说法,更证明了食物在防病治病中有很大的作用。

怎样应用饮食疗法呢?

1.应当对症。饮食疗法有病前预防和病后治疗两大类。要根据具体情况确定吃什么,而并不是鸡、鱼、肉、蛋吃得越多越好。

2.多少适量。饮食疗法与药物疗法一样,不是多多益善,而应恰到好处。开始时,食物宜由少开始,逐步增加至所需用量,目的是观察一下有无治疗效果。如果已经达到了治疗的要求,应注意适时变化。

3.知道禁忌。这是因为:在有些疾病期间,不宜或暂时不宜吃某些食物。例如,伤风感冒初起,有恶寒发热、舌苔白腻者,不宜吃生冷水果及油腻之物；咳嗽、痰多、哮喘病人，不宜吃甜黏油腻及过咸之味；吐血、咯血、尿血病人，不宜吃辛辣煎炸之物；水肿病人不宜吃腌腊之品，等等。

4.通常，饮食疗法只是一种辅助治疗手段，病人千万不要自作主张地单纯依赖饮食疗法，以免延误病情。

怎样应用食熨疗法

食熨疗法是中医外治方法中的一种。它是指将某种食物加热、熨烫在身体一定的部位，通过热感传至皮肤或机体内部，以达到治疗疾病的目的。

应用食熨疗法时，要注意别烫伤了病人。

以下几种食熨疗法适合在家庭治疗，可供选用。

1.盐熨：将食盐放入锅内炒热，待温度适宜时装入布袋，然后置于手心、足心、背心、脘腹处熨烫，每次10～15分钟，可治疗腹泻、呕吐、寒湿腹痛、脚手抽筋等病。

2.蛋熨：取1个鸡蛋或鸭蛋，煮熟后，待温度适宜，将蛋置于病人的腹部、背部或四肢，做来回快速的滚动，每次熨10分钟左右，可用来治疗寒湿腹痛、四肢厥冷、伤风感冒、腹泻虚脱等。

3.葱熨：先将盐爆炒后，再放入适量大葱丝炒2分钟，而后将葱、盐一起装入布袋内熨烫背部、颈部、前额等处，每次10～15分钟，可用来治疗风寒感冒、背脊凉、偏瘫、痰多气喘等。

4.醋熨：将食盐炒热后，加入事先研成细末的香附30克，然后再加入适量的陈醋及酒炒匀，装入布袋，热熨手心、足心、腹部等处，每次10～20分钟，可治疗四肢厥冷、寒湿气痛、小腹胀满、瘀血肿块、发热惊风等症。

八、附　录

家庭宜常备哪些药品

家庭常备一些普通药品，一般意义上的小伤小病就能自己处理了。但这毕竟是临时性的应急措施，不可"以药代医"。对病症较重的或自己没有把握处理的，仍要及时去医院诊治。

下面介绍的常备药品，大家可根据实际情况增减之。

复方阿司匹林片，又名 APC 片，具有解热止痛的作用，可用于治疗感冒、头痛，也可用于关节痛、神经痛、牙痛、肌肉痛等。成年人通常每次 1 片，每日 3 次。

注意：解热镇痛药不可任意服用，因为这类药并不能治疗诸如急性传染病等疾病，但却能因暂时退热止痛而掩盖了疾病的特征，从而造成后续诊断错误，进而耽误了治疗。此外，这类药物不可长期服用，因为有些解热镇痛药长期服用能引起白细胞减少、血小板减少、胃出血、肾损害等严重后果。

头孢拉定为抗菌消炎药，可用于呼吸道、尿道、肠道等感染，成人日服 2～4 克，分 4 次服。

小檗碱片，可用于治疗细菌性痢疾及其他肠道感染。成人每次 3 片，每日 3 次。除口服外，还可将药片以水化开，取水溶液湿敷患处，用来治疗疮疖等。

颠茄片，可用于治疗内脏平滑肌痉挛，如胆、肾、肠绞痛及胃与十二指肠溃疡等。成人每次 1 片，日服 2～3 片。

异丙嗪片，又名非那根片，可用于治疗哮喘、药疹、皮肤瘙痒等各种过敏症；它还具有镇静、止吐以及增强镇痛药的作用。通常成人每次 12.5～25 毫克（药片有 12.5 毫克和 25 毫克的）。有肝肾疾病的人要慎用。由于服药后有困倦、嗜睡等副作用,故在服药期间,病人应避免驾驶车辆或管理机械或进行高空作业。

感冒退热冲剂,用于治疗风寒感冒,每次 1 包,每日 3 次。

午时茶,用于治疗风寒感冒伴胃肠不适,每次 1 包,日服 2 次。

保和片,用于治疗消化不良、食积,每次 4 片,日服 3 次。

藿香正气片,可用于治疗中暑、头晕、恶心等,日服 3 次,每次2~4 片。孕妇忌服。

六神丸或解毒消炎丸,主要用于治疗咽喉炎、扁桃体炎、热疖、疔疮等。也可将丸药用冷开水化开,外涂于疖、疔处。按说明书使用,勿超量服用,以防中毒。

锡类散,或冰硼散或绿袍散,用于治疗咽喉肿痛、口舌溃烂等。用时将药粉吹于患处,每日数次。

云南白药,用于治疗跌打损伤、创伤止血。用法按说明书。

暖脐膏,用于治疗受寒引起的腹痛、腹泻等。每次 1 张,烘烊后外贴于脐孔。

伤湿止痛膏、消炎止痛膏或关节止痛膏,用于治疗风湿疼痛、关节酸痛、肩背腰痛、跌打损伤等。对冻伤初起、胃寒腹痛、神经性皮炎也有一定的疗效。用时贴于皮肤未破损的患处,每隔 3 天换药 1 次。如用药部位出现水泡、溃烂,应立即停用。

蛇药片,用于治疗毒蛇咬伤、毒虫叮咬。用法见说明书。

氯霉素眼药水或消炎眼药水,主要用于预防游泳后沙眼、结膜炎(红眼睛)等。滴眼,每日 4 次。

十滴水,用于治疗因夏季气候闷热而引起的头晕、头痛、胸闷、恶心、腹痛及胃肠不适。成人每次服用半小瓶至 1 小瓶。原因不明的腹痛不能用。

清凉油,用于治疗感冒、头痛、蚊叮虫咬、皮肤瘙痒或轻度烫伤。需要时,擦于太阳穴或患处,不可将清凉油涂于眼内。

人丹,用于晕船晕车、轻度中暑及食积。需要时,口服或含服数粒。

酒精,70％酒精可作消毒用,如擦拭体温表、擦拭创面周围皮肤。但不要将酒精滴入伤口或接触口、鼻、眼及会阴等部的黏膜。用后,要塞紧瓶口,以防酒精挥发而降低剩余酒精的消毒效力。对高热病人,可用50％酒精(市售白酒亦可)擦拭四肢及腋下、颈项、腹股沟、前额等处,使皮肤发红,可散热降温;对长期卧床病人的受压部位(如臀、腿、背、踝),用50％酒精擦拭,可防压疮;对晕倒者或虚脱病人,在缺乏急救药品时,可用50％酒精或白酒1杯灌服急救。

注意:酒精过敏者禁用。工业酒精毒性甚烈,切不可内服。装酒精的瓶子必须密闭,置于阴凉处,以防酒精挥发。

碘酒,又名碘酊,外用,一般用于皮肤消毒、毒虫叮咬及疖、疔等皮肤感染。因其可引起强烈的疼痛,故不宜涂于黏膜及已破损的伤口。不可与红汞合用,否则可生成有毒性的碘化汞而危害人体。碘过敏者禁用。

此外,还应准备药棉、纱布、绷带、胶布、剪刀、体温表、艾条及煤酚皂溶液等。

还要准备一些专用药品,如要为冠心病病人准备一些硝酸甘油、速效救心丸等;为高血压病病人准备一些复方降压片;为支气管哮喘病人准备一些气喘气雾剂、氨茶碱等,以应急需。

怎样保管药品

我们主张家中准备有一些常用药品。既然储备药品,就应了解保管药品的注意事项。如果药品储存不当,不仅会影响药效,而且还会造成小朋友的误食。

一般家庭常备药品的保管,应注意以下几点:

1.避光:药品要装在深颜色的玻璃瓶里。

2.防湿:药品要放在干燥通风处。

3.防热:药品要放在阴凉处。

4.妥藏:药品要存放在安全处。外用药和内服药要分别存放;药瓶上要写明药名和用法,以防时间一长忘记药物的服用方法。

5.及时清理已变质的药品。如药片或药丸有发霉、变色、变形、松散、粘连或有异味;或胶囊发霉、变软或碎裂;或内服药液发霉、变色或有沉淀;或眼药水变色、浑浊或有沉淀,眼药膏、油膏出现颗粒、有败油臭味或有液状物等情况之一的,说明药品已变质,不可再用。过期药品也不要再使用。

老幼病人用药剂量见下表。

老幼病人用药剂量简易计算表

年龄	用药剂量
80 岁以上	成人量的 1/2
60 岁以上	成人量的 4/5
15～17 岁	成人量的 4/5～成人量
12～15 岁	成人量的 2/3～4/5
9～12 岁	成人量的 1/2～2/3
6～9 岁	成人量的 2/5～1/2
4～6 岁	成人量的 1/3～2/5
2～4 岁	成人量的 1/4～1/3
1～2 岁	成人量的 1/5～1/4
6 个月～1 岁	成人量的 1/7～1/5
1 个月～6 个月	成人量的 1/14～1/7
初生～1 个月	成人量的 1/18～1/14

说明:一般常用药物剂量是指成年人的用药剂量。对于老幼病人,用药量应根据他们的实际情况(如体重因素、体质因素等)使用。上述计算法供大家参考。

家庭如何保存贵重中药材

家庭保存贵重中药材时,应请教当地有经验的医药专业人员。因为他们根据当地气候、地理条件提出的指导意见更符合实际,可确保无虞。下述方法是按照几位专家的观点整理而成的,供大家参考。

1. 人参:晾透后,密封于容器内,放在阴凉干燥处储存;亦可用厚纸裹紧后,储于石灰缸内,并将缸密封(有的还建议可在密封处喷点高度白酒);亦可将干透的人参用塑料袋密封后置于阴凉处;亦可将人参用塑料袋包好、扎紧袋口后,置于冰箱冷冻室,有助于保存较长的时间。如发现人参有虫蛀,可先用白纸遮盖人参,再将其放在日光下晾晒(不宜曝晒);亦可用微波炉烘烤后密封储存。

2. 西洋参:将充分干燥的西洋参装入塑料袋内,置于通风干燥处,同时注意防虫蛀。

3. 灵芝:此物易生虫,应将干燥的灵芝装入塑料袋中,密封并置于干燥通风处。

4. 冬虫夏草:要防挤压,可密封于塑料袋内,置于通风阴凉处。夏季也可将密封的冬虫夏草放入冰箱中冷藏——注意不可冷冻。如发霉,可用酒精擦洗,再烘干或晒干后保存。

5. 天麻:要储存在密闭、干燥的容器内,并置于通风干燥处。如发现有霉蛀的,可用温水洗净,然后晒干或烘干。

6. 川贝:夏季宜放冰箱内冷藏,其他季节可置于通风干燥处。

7. 阿胶:平时置于阴凉干燥处即可。夏季不要将其储藏在温度超过30℃的地方,并注意始终防潮。

8. 枸杞:置于通风干燥处。夏季要防潮、发霉、生虫和变色,可密封后,放在冰箱内冷藏。

积极预防慢性病

慢性病,全称是"慢性非传染性疾病",它不是特指某种疾病,而是对一类起病隐匿、病程迁延不愈、缺乏确切的传染性生物病因证据、病因复杂且有些尚未完全被认识的疾病的称呼。

慢性病的范围甚广,主要有五大类:心血管疾病、脑卒中、恶性肿瘤、慢性阻塞性肺部疾病与糖尿病。

卫生部《中国慢性病报告 2011》中称,五大慢性病已成为中国人健康的头号威胁,其致死率达 80％,全国至少有 5.8 亿人具有 1 种或 1 种以上与慢性病有关的危险因素,其中 70％～85％ 发生在 65 岁以下的人群。

按照世界卫生组织专家的观点,慢性病在疾病负担中所占的比重可达 68％ 以上。那么,慢性病若不加遏制,将给国家和个人带来巨大的经济损失。

因此,为了健康和生命,我们要积极预防慢性病。

研究者称,许多慢性病起源于童年,植根在青年,发展于中年,发病在老年。有些慢性病甚至在娘胎里就早已埋下伏笔了。科学家发现,在胎儿期经历饥荒而在成年后发生的慢性病有:血糖不耐受(与糖尿病有关)、高血压病、高脂血症以及乳腺癌、精神分裂与认知衰退,等等。所涉疾病范围甚广,且国内国外都有这样的例子。譬如,我国经历1959 年后三年饥荒的人更易肥胖,女性尤甚。在三年饥荒期出生的人,糖尿病的普遍程度要比生于饥荒前、饥荒后的人群高 2～4 倍。不过我们也要知道,娘胎里的经历仅是日后疾病"拼图"形成中的一片,最终是否发展成为这种或那种慢性病,还与后天因素有关。

这就提示我们,预防慢性病必须要从改变当前不良的生活方式做起。

日本提出的防治慢性病原则是"一无二少三多",其中"一无"就是无烟或尽可能地不吸烟;"二少"就是少食、少酒;"三多"就是多运动、多睡眠、多接触(交际)。我国也有"管住嘴,迈开腿,戒烟限酒,适量运动"的说法,两者意思相近。

心理健康对预防慢性病有积极的作用。世界卫生组织认为:"健康 100 分"中,父母遗传因素占 15％,社会环境因素占 17％,医疗因素占 8％,生活方式因素占 60％。而在生活方式中,心理因素又占有 30％,其重要性可想而知。因此,我国心理学家提出的下列 6 条建议值得注意:"保持积极态度,留住热情,培养兴趣,保持平常心,适当表达感受,对自己好一点。"

如果已经得了慢性病,那不妨记住下面的"禁忌":肝病病人忌"酒";胆病病人忌"油";胰腺病病人忌"饱";高血压病病人忌"闹"(热闹、激动);糖尿病病人忌"甜";脉管炎病人忌"烟";消化性溃疡病人忌"熬"(熬夜);慢性呼吸道疾病病人忌"凉"。

总之,预防、控制慢性病是全社会的共同责任,大家应为此积极行动起来。

生产中要预防安全事故

我国的经济在持续发展,安全生产值得大家关注。

据有关部门报告,我国一年中发生的各类生产安全事故达数十万起。因此,我们必须建立安全生产监督工作的长效机制,全面提升安全生产的整体监管水平。

生产单位都应建立安全生产责任制,组织制订安全生产规章制度、操作规程和应急救援预案;经常检查安全生产工作,及时消除事故隐患。矿山,危险化学品、烟花爆竹、民用爆破器材的生产和储运,建筑施工等危险性较大的生产经营单位,尤其要做好上述几点,并应建立安全生产费用提取制度。一旦发生生产事故,要及时、如实地向有关部门报告。

预防很重要,安全教育是保证安全生产的关键。平时一定要让大家明白,有时一个小小的疏忽或意外都可能将生命碾碎;生与死可能只是一步之遥,阴阳相隔也许只在瞬息之间。所以,我们必须重视安全生产,要始终紧绷安全生产这根弦。只有努力学好安全知识,掌握正确的生产技能,我们才能享受平安与健康带来的幸福。

安全与健康还要求努力防治职业病。严格地来说,许多职业病就是安全事故。目前,我国的职业病已由原来的 99 种增至 132 种。职业病已成为影响职工健康的重大公共卫生和社会问题。

尘肺病是我国职业病的主要病种。这是因长期吸入某种粉尘而引起的一种广泛性肺纤维化的疾病。预防尘肺病一定要改善工作环境,加强劳动保护,如生产中在允许加水的情况下,推行物料加水、湿式操作、湿式清扫等。粉尘作业人员一定要佩戴好有效防护口罩后再工作,饮食上可多吃一些畜禽血和黑木耳、苹果等食物。

急慢性中毒也是一种多见的职业病,主要有铅中毒、汞中毒、苯中毒、氯中毒、一氧化碳中毒等。企业要想方设法做好劳动保护工作,以预防此类中毒。从事汞、铅、砷等行业的人员应多吃蔬菜,如多吃点胡萝卜可加速汞的排出,多吃大蒜有助于铅的排出。此外,还可常饮绿豆汤和绿茶。

防治职业病更需要政府有关部门的积极监管,需要政府为企业职工撑起一把安全"保护伞"。

家庭和个人也需要紧急预案

有统计表明,我国一年发生的各类突发事件达 500 万起,造成大量的人员伤亡和经济损失。

为了提高处理突发事件的效率,我国建成了全国性应急联动系统,实现了"110、119、122 热线三台合一"。无论是遭受了不法侵害,还是遇到了火灾、交通事故,公众都可以首先拨打"110",再由公安机关统一调配警力。

如今,各级政府部门以及许多单位都制订了处理突发事件的应急预案。从防患于未然的角度考虑,从保障安全、减少损失的角度考虑,家庭甚至个人也需要建立应急预案。

这里提出几点建议,家庭和个人可以按照实际情况举一反三地增减:

1.有意识地掌握一些应对突发性灾害的知识,如应对地震、洪水、火灾、海啸等的知识。这样,在关键时刻就能化险为夷,就能有效地保护家人和自己。

2.有意识地掌握一些初步的急救知识,最好再备点急救药物,这于人于己都有好处。

3.树立防偷、防抢意识。要经常查看家庭是否存在隐患,并及时将其消除;出门在外更要提高警惕,要采取措施防扒、防抢、防骗,不要随意露富。

4.家庭与个人最好备有一个有紧急联系方式的卡片,上面记有诸如住宅小区管理处、派出所或片警、医院、开锁匠、银行卡挂失等有用的电话号码。一旦有事,用起来会很方便。

5.家里宜备好手电筒、蜡烛、火柴(或打火机);住楼房的宜准备1根结实的能到达楼下的长绳,要考虑有1处逃生出口;准备1只高频哨子,以便必要时能吹哨求救;出差入住酒店时,应先留意安全逃生通道的位置。

6.家中常备一些矿泉水与少许食品(如饼干、面包),并定期更换;出门旅行时随身携带"急救包"。在遇到突发事件时,也许会用得到上述物品。

7.家庭与个人的重要文件、证件等,应妥善保管,要放置于方便拿取的地方,以便在发生紧急情况时能随时带走。

8.家中有较多现金而又无须马上使用的话,最好存入银行。存单、国库券等宜单独做好记录,包括户名、存储银行、日期、金额、期限、密码及存单号码。如果发生损坏或丢失,可方便报警与挂失。存单、国库券等要放在只有家人才知道的地方,而且不要与户口簿、身份证、工作证等放在一起。现金与存单较多时,可考虑分几处存放,以减少出现不必要的损失。